Juan Ignacio Molina

De peste variolarum / Acerca de la peste de viruelas
De peste variolis vulgo dicta / Acerca de la comúnmente llamada peste de viruelas

El Fuego Nuevo. Textos Recobrados
17

Signo del renacimiento del sol y de la continuidad del mundo, el ritual mesoamericano del Fuego Nuevo funge aquí como metáfora de la recuperación de textos literarios virreinales y latinoamericanos injustamente caídos en el olvido, de difícil acceso o disponibles solo en antiguas ediciones. Obras y títulos inéditos, raros, olvidados y no canónicos, producciones de rango efímero, que no han entrado dentro del canon literario consensuado, que se consideraron escritura menor o que por sus dimensiones o su brevedad no parecían objeto de una edición crítica habitual.

En cuidadas ediciones críticas, precedidos de completos estudios introductorios, los textos recobrados en El Fuego Nuevo aparecen bajo una actualizada y necesaria luz.

Juan Ignacio Molina

De peste variolarum / Acerca de la peste de viruelas De peste variolis vulgo dicta / Acerca de la comúnmente llamada peste de viruelas

Edición, traducción y notas de María José Brañes

Iberoamericana - Vervuert - 2025

De esta edición
© Iberoamericana, 2025
Amor de Dios, 1 — E-28014 Madrid
Tel.: +34 91 429 35 22
info@iberoamericanalibros.com
www.iberoamericana-vervuert.es

© Vervuert, 2025
Elisabethenstr. 3-9 — D-60594 Frankfurt am Main
Tel.: +49 69 597 46 17
info@iberoamericanalibros.com
www.iberoamericana-vervuert.es

ISBN 978-84-9192-503-3 (Iberoamericana)
ISBN 978-3-96869-735-2 (Vervuert)
ISBN 978-3-96869-736-9 (PDF)
ISBN 978-3-96869-855-7 (E-BOOK)
Depósito legal: M-16686-2025

Diseño de cubierta: Marcela López Parada

The paper on which this book is printed meets the requirements of ISO 9706

Este libro está impreso íntegramente en papel ecológico sin cloro

Impreso en España

Para Rolando, que siempre tiene las mejores medicinas

Índice

Agradecimientos

A pesar de su corta extensión, este librito ha implicado trabajos no pequeños, pero gracias a la ayuda de amigos y colegas he logrado sortear buena parte de las dificultades y verlo, por fin, publicado.

Mi sincero agradecimiento a todos ellos.

A mi maestro, Antonio Arbea, para quien nunca tendré suficientes palabras de gratitud. A Sarissa Carneiro y Javier Beltrán, *tam mihi cari*, por su lectura atenta a cada detalle, sus invaluables sugerencias y ánimos. A Esperanza López Parada, por acoger con entusiasmo estas elegías en la colección "El Fuego Nuevo". A Sandra Accatino, Simón Bernal, Rolando Carrasco, Manuel Contreras, Patricio Domínguez, Rafael Gaune, Ignacia Montero, Daniela Romero y Jaime Valenzuela, por sus comentarios y la ayuda que me prestaron en diversos momentos de esta empresa. A Marcela López Parada, por su hermoso trabajo con las cubiertas del libro. Al Archivo Nacional de Chile por facilitarme el acceso a los manuscritos y a René Cortínez S. J. por el apoyo desde el Archivo de la Compañía de Jesús. A la Facultad de Letras de la Pontificia Universidad Católica de Chile por dar cabida a mis estudios y al programa FONDECYT de la Agencia Nacional de Investigación y Desarrollo, que patrocinó la investigación.

Y a Rolando, Josefina e Isidora, mis tres soles. Por la paciencia y el cariño a prueba de todo, y por enseñarme cada día que la vida está también en otra parte.

Cantar la enfermedad: el corpus elegíaco de Juan Ignacio Molina en torno a la viruela

A todos, al nacer, nos entregan una doble ciudadanía, la del reino de los sanos y la del reino de los enfermos. Y aunque preferimos usar el pasaporte bueno, tarde o temprano cada uno de nosotros se ve obligado a identificarse, al menos por un tiempo, como ciudadano de aquel otro lugar.

Susan Sontag, *La enfermedad y sus metáforas*

Dalla mia prima gioventù mi dedicai ad osservarne le ricchezze naturali, e a istruirmi degli avvenimenti accadutivi prima per curiosità, poi col disegno di pubblicarli a comun benefizio de' miei compatriotti.

Juan Ignacio Molina, *Saggio sulla storia naturale del Chili*

Entre los textos neolatinos albergados en el Archivo Nacional Histórico de Chile[1] se encuentra un documento que en su primer folio contiene una particular nota al margen acerca de su origen:

* El presente trabajo se realizó con el apoyo de la Agencia Nacional de Investigación y Desarrollo, en el marco del programa FONDECYT Iniciación, Proyecto n. 11170237, "*De peste variolarum* (1761), del jesuita Juan Ignacio Molina: estudio, edición con traducción y notas".

[1] Durante las últimas décadas los textos neolatinos se han fortalecido como objetos dignos de atención en un contexto dominado por las obras clásicas, dando lugar a una corriente de estudios, ediciones y traducciones cada vez más amplia. A partir del notable trabajo de IJsewijn (1990) y las publicaciones de *Humanistica Lovaniensia*, han surgido nuevas iniciativas para la difusión de los textos entre las que se encuentra la *I Tatti Renaissance Library*, y cuidados manuales de extenso alcance, como por ejemplo *Brill's Encyclopaedia of the Neo-Latin World* (2014), *The Oxford Handbook of Neo-Latin* (2015) y *A Guide to Neo-Latin Literature* (2017). La América colonial comienza a ocupar su lugar en esta

Scripsi hunc libellum variolis aeger in lecto, et antequam emendarem, amicus eripuit.

Escribí este librito enfermo de viruelas en cama y, antes de que lo corrigiera, un amigo me lo arrebató.[2]

La obra en cuestión lleva el título *De peste variolarum*, "Acerca de la peste de viruelas", y forma parte de la producción poética en lengua latina de Juan Ignacio Molina (Villa Alegre, 1740-Bolonia, 1829). En ella, el jesuita chileno da cuenta, como él mismo señala en la nota, de su experiencia como enfermo de viruelas: en un conjunto de doce elegías distribuidas en dos libros, transforma en dísticos los síntomas y el tratamiento del contagio vivido durante su juventud. El tema no lo abandona, sin embargo, y contamos con una segunda redacción, posterior, realizada posiblemente durante su exilio en Bolonia.

El fragmento de Susan Sontag citado más arriba –que cobró especial relevancia durante los años de pandemia– es casi obligatorio para referirse a este corpus elegíaco. No podemos asegurar que el jesuita chileno haya buscado voluntariamente ser parte del reino de los enfermos,[3] pero sí podemos decir que al menos quiso identificarse con este y dejar un testimonio mediante sus versos. A pesar de la dificultad que implica el ejercicio de plasmar en palabras la propia enfermedad –o de la resistencia que el dolor opone al lenguaje, como agudamente señala Scarry–,[4] Molina lo consigue con holgura. Construye una imagen convincente, que se sostiene en el carácter visible de la viruela y que saca provecho de su dimensión emotiva, especialmente en lo que respecta al sufrimiento, mediante el género que mejor se presta para ello: la elegía. Por otra parte, su capacidad de observación lo lleva a incorporar aspectos más objetivos relacionados con el tratamiento médico y los agentes involucrados; si bien no se trata de identificar en estas elegías a un científico en términos modernos, podemos decir que en ellas se encuentra el germen del futuro naturalista. En estas y en las restantes obras neolatinas de Molina se percibe, en fin, aquella "mez-

tradición: así, junto con apartados específicos en los manuales recién señalados (Laird 2014; 2015) y trabajos dedicados a obras puntuales, es posible destacar diversos panoramas locales: Briesemeister (2002) y Osorio Romero *et al.* (1991) para Nueva España, Eichmann para Charcas (2003), Fraschini, Suárez y Sánchez para la Plata (2009), Hampe (1999) y Helmer (2003) para Perú, y Hanisch (1987) y Brañes (2007) para Chile son algunos de ellos. El ámbito de la edición y traducción de textos todavía se encuentra, en cambio, en una fase inicial, e innumerables obras y documentos esperan salir de los archivos y ver nueva luz.

2 Las traducciones del latín contenidas en esta introducción son, a menos que se indique lo contrario, de mi autoría.

3 Claudio Ferrari –discípulo de Molina– señala en sus apuntes que el jesuita se contagió voluntariamente la viruela visitando a los enfermos en el hospital, movido por la idea de que como persona joven sería atacado de manera menos violenta por la enfermedad (citado por Jaramillo, 1976, pp. 42-43; Costa-Casaretto, 1979, p. 1055).

4 "Whatever pain achieves, it achieves in part through its unsharability, and it ensures this unsharability through its resistance to language. [...] Physical pain does not simply resist language but actively destroys it, bringing about an immediate reversion to a state anterior to language, to the sounds and cries a human being makes before language is learned" (1985, p. 4).

cla", a la que alude Orrego, de "la variable personal o biográfica con el gozo que le genera una conducta científica moderna, como la observación y la descripción, pero bajo una dimensión tanto estética como ética" (2020, p. 140).

El trabajo que aquí entregamos, correspondiente a la edición y traducción de *De peste variolarum* y *De peste variolis vulgo dicta*, busca facilitar el acceso a una parte notable del corpus poético de Juan Ignacio Molina, ejemplo de la escritura de textos neolatinos en el Chile colonial y, en particular, de su desarrollo al interior de la Compañía de Jesús. Ambos conjuntos de elegías nos ayudan a confeccionar la imagen de un autor todavía influenciado por la tradición barroca y a la vez motivado por la observación científica, y, en el paso de una redacción a otra, nos muestran distintas circunstancias vitales: mientras que la primera está marcada por una fuerte presencia del contexto escolar, la segunda, aunque incompleta, refleja un cambio no solo a nivel de creación poética, sino también en lo que respecta a sus destinatarios. Finalmente, estas elegías permiten configurar –si bien de manera no tan detallada como se ha llegado a señalar– un cuadro sanitario del Chile del siglo xviii (Jaramillo, 1976, p. 34).[5]

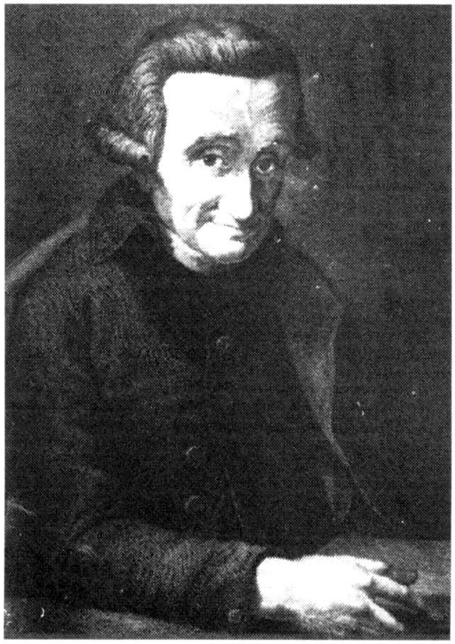

[Fig. 1]
Juan Ignacio Molina, 1805, retrato de Giambattista Trulli. Memoria Chilena, Biblioteca Nacional de Chile.

[5] La biografía y la obra de Juan Ignacio Molina han sido abordadas por distintos autores, con un énfasis en el período posterior a la expulsión de 1767 y su producción como naturalista en Italia. Las primeras aproximaciones al Abate son de un carácter biográfico que muchas veces roza lo anecdótico (Vicuña Mackenna, 1870; Medina, 1878; Barros Arana, 1886; Prieto, 1915; Opazo, 1927, entre otros). Estas dan paso a trabajos que, con distintos grados de precisión, ahondan en su actividad como científico e ideas (Espinoza, 1946; Briones, 1968; Jaramillo, 1965 y 1968; Jiménez, 1974; Hanisch, 1972, 1974, 1976, 1976b, 1979, y 1999). En lo que respecta a las últimas décadas, encontramos investigaciones que atienden a la obra de Molina en el marco del saber ilustrado, en general con una perspectiva académica más profunda (González, 1993; Salinas, 1998; Saldivia, 2004) y enfocadas, algunas de ellas, en aspectos puntuales: rasgos de la escritura de su prosa científica (Hachim, 2008; Figueroa, 2008; Nordenflycht, 2009 y 2010), el lugar de su pensamiento en la historia más amplia de las ideas (Rojas Mix, 2001; Orrego, 2011), su aporte a determinadas áreas de la ciencia (Stuardo, 2007; Charrier y Hervé, 2011; Orrego, 2015) o su conciencia patriótica y pensamiento racial (Chiaramonti, 2010; Lepe-Carrión, 2015).

Juan Ignacio Molina: breve nota biográfica

Juan Ignacio Molina nace en 1740 en la hacienda Huaraculén (Villa Alegre), en las cercanías de la ciudad de Talca, en la zona central de Chile. Es hijo del maestre de campo Agustín de Molina y de Francisca González.[6]

Sus estudios iniciales –en opinión de Jiménez, no solo las primeras letras, sino también al menos los cursos de la gramática (1974, p. 31)– los realiza en la escuela anexa a la residencia jesuita de Talca, adonde se traslada con su madre después de la muerte de su padre, y luego, en Concepción, entre 1749 y 1754. A los quince años, el 12 de noviembre de 1755, ingresa al noviciado de la Compañía de Jesús en Santiago, y cumple con su formación espiritual y religiosa en el Convictorio de San Francisco de Borja. Después de los dos años del noviciado se muda al Seminario de San Sebastián de Bucalemu, al sur de la capital, donde prosigue con sus estudios de humanidades clásicas y retórica, entre 1758 y 1760. Señala Jiménez (1974, pp. 69-71) que esta debe haber sido una época de un trabajo fecundo en cuanto a sus notas personales de historia natural y que en 1758 habría recibido la tonsura clerical y las órdenes menores de manos del obispo Manuel Alday.

Posteriormente regresa a Santiago para estudiar filosofía escolástica en el Colegio Máximo de San Miguel, donde también aprende italiano y francés. Después de esto habría ejercido, en 1764 y 1765, la docencia de la gramática en el colegio de Talca (Jiménez, 1974, p. 82), y en 1766 inicia sus estudios de teología.

La orden de expulsión de Carlos III lo alcanza durante el segundo año de teología y habiendo hecho los primeros votos. Desembarca en Cádiz, proveniente del Callao, en 1768. Llega a la ciudad de Ímola a comienzos de 1769: ahí concluye sus estudios teológicos y es ordenado sacerdote en 1773. En 1774 se establece en Bolonia, donde se desempeña como maestro particular de gramática latina, retórica y poética (Hanisch, 1972, p. 240), y dedica tiempo a sus investigaciones naturalistas. Estos son los años de sus grandes publicaciones en torno a Chile: *Compendio della Storia Geografica, Naturale e Civile del Regno del Chile* (1776), *Saggio sulla storia naturale del Chili* (1782), *Saggio sulla storia civile del Chili* (1787) y la segunda edición de su *Storia naturale* (1810). Participa en diversos círculos académicos, como la Accademia delle Scienze, a la que se incorpora en 1802; desde ahí toma parte en algunas de las discusiones científicas que marcan su época.[7]

[6] Para la nota biográfica nos hemos basado principalmente en los trabajos de Hanisch (1972; 1976), Jiménez (1974) y Ronan (2002).

[7] En general, las posturas respecto de la figura del Abate y el lugar que ocupa en las redes de su tiempo son de carácter apologético (p. ej., Espinoza, Hanisch, Jaramillo) y no siempre con suficiente sustento científico. Una revisión de este asunto se encuentra en Orrego, 2011, quien analiza su lugar en el contexto histórico desde una perspectiva más objetiva, tomando en consideración su formación intelectual en Chile y el dinamismo en las relaciones entre el centro y la periferia a nivel científico, político, social y económico, así como también su lugar en las controversias eruditas de los jesuitas americanos con los críticos del Nuevo Mundo.

Durante sus últimos años de vida, Molina es testigo de la restauración de la Compañía de Jesús y víctima de acusaciones de heterodoxia que no llegan a comprobarse. Muere en Bolonia el 12 de septiembre de 1829, sin alcanzar a cumplir su deseo de regresar a América. Sus restos, sin embargo, son trasladados desde Italia a Chile en 1966, y a su lugar definitivo, la iglesia de Villa Alegre, en febrero de 1969.

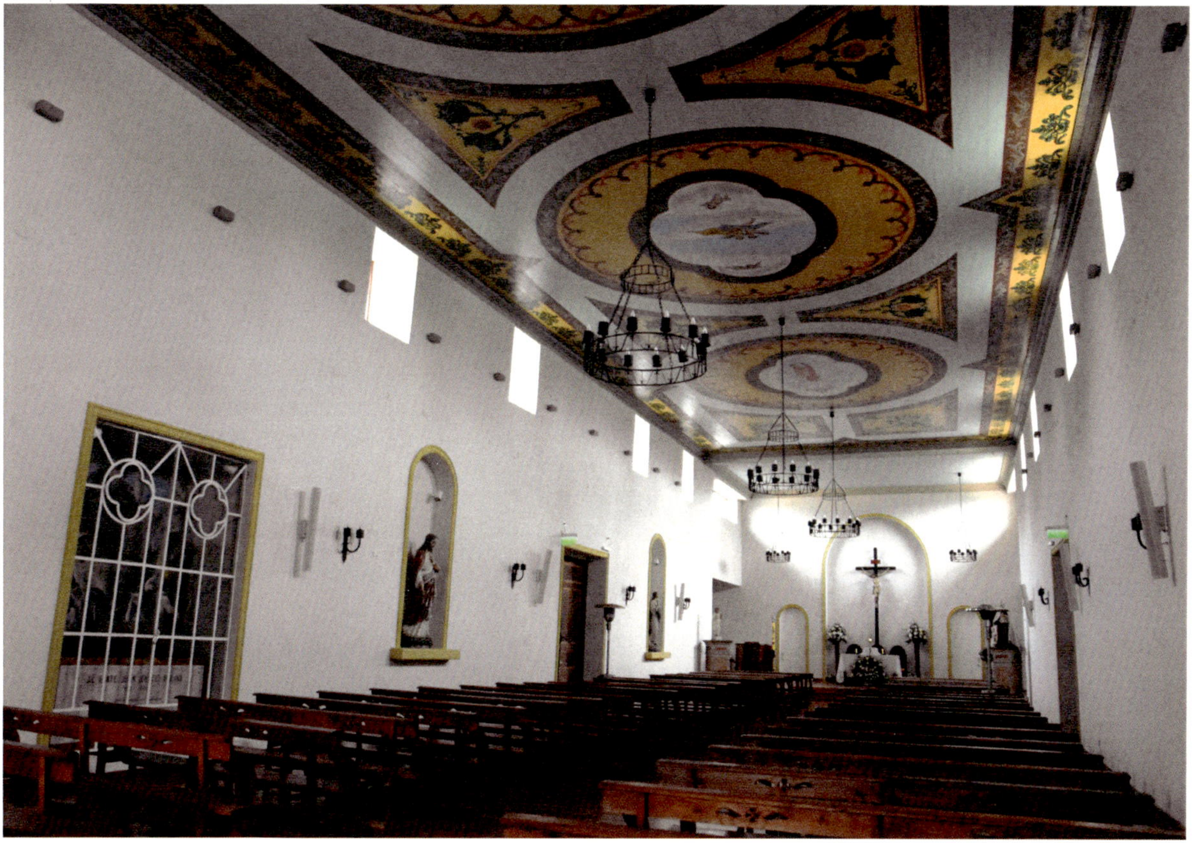

[Fig. 2]
Interior iglesia de Villa Alegre.

Los dos testimonios de la viruela

Como se ha señalado, tanto el manuscrito de *De peste variolarum* como el de *De peste variolis vulgo dicta* se encuentran albergados en el Archivo Nacional Histórico de Chile, en la ciudad de Santiago.

De peste variolarum se conserva en el Fondo Varios, vol. 158, folios 2r a 11v.[8] Lleva la fecha de 1761 como parte del título: *Io. Ignatii Molinae Talcopencopolitae | De peste variolarum, an. 1761*. Aparte de la fecha indicada, un conjunto de comentarios de carácter personal alusivos a los estudios da fuerza al argumento de que el momento de composición de esta redacción sería el período escolar de Molina.

Corresponde a un documento de dimensiones pequeñas, compuesto por hojas de papel dispuestas en un cuadernillo de 21,5 cm de alto y 15 cm de ancho, en encuadernación de empaste reciente en cuyo exterior se lee: "Abate J. Ig. Molina", y que contiene otros documentos;[9] la numeración de los folios, en cifras arábigas, es también reciente, impresa, y abarca todos los documentos del volumen. Posee una cuidada disposición, probablemente por tratarse de una copia en limpio, con pocas enmiendas: en su mayoría son obra de la misma tinta y misma mano que la del texto principal, aunque también se encuentran algunas elaboradas por una

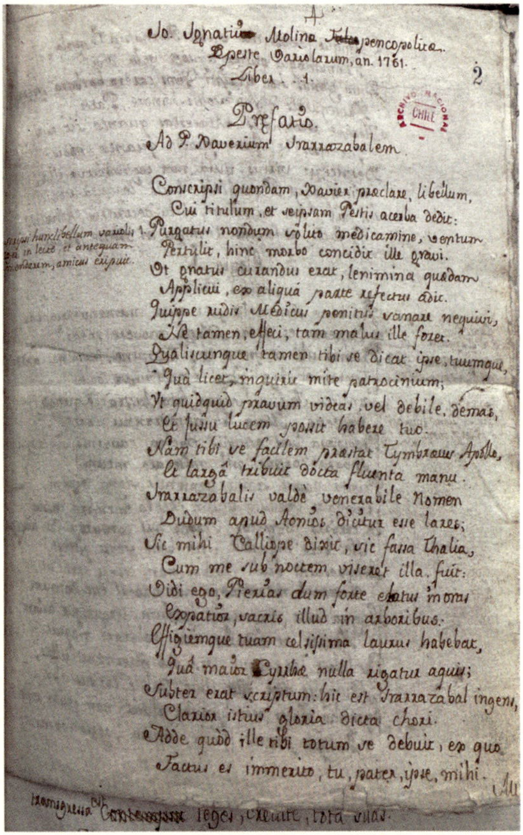

[Fig. 3]
De peste variolarum, fol. 2r.

[8] El volumen contiene en su primera página una dedicatoria de Matías Pizarro a Luis Montt, con fecha 30 de octubre de 1883.

[9] Entre estos se encuentra el opúsculo autobiográfico *Ad Michaelem Olivarium*, en lo que queda de un cuadernillo de dimensiones todavía más pequeñas, y otros documentos y fragmentos, algunos de ellos en italiano y francés.

tinta más oscura, que podría ser la de *De peste variolis vulgo dicta*. En términos materiales conviene destacar, asimismo, la cercanía entre el ductus de este manuscrito y el de *De Conceptionis urbis ruina*, obra que se ubica en una etapa aún más temprana de la biografía de Molina; la tinta de ambos documentos igualmente coincide.[10]

El texto está dividido en dos libros de seis elegías cada uno, con numeración romana y títulos que aluden al contenido de cada poema. El primer libro es abierto por una "Praefatio" al padre Javier Irarrázabal, y luego siguen las elegías "Indicia pestis" ("Indicios de la peste"), "Medicus visitat et Eucharistia datur" ("Visita del médico y es dada la Eucaristía"), "Phlebotomia" ("Flebotomía"), "Clysteria" ("Enemas"), "Timores" ("Temores") y "Vigiliae" ("Vigilias"). El segundo libro está compuesto por los poemas "Febris" ("Fiebre"), "Sitis" ("Sed"), "Deliria" ("Delirios"), "Tubera" ("Tumores"), "Fames" ("Hambre") y "Sanitas" ("Salud"). En lo que respecta a la extensión de los poemas, esta varía entre los 32 y los 64 versos, a excepción de "Sitis", considerablemente más extensa, compuesta por 114 versos.

Elegía	**Número de versos**
"Praefatio"	36
"Indicia pestis"	32
"Medicus visitat et Eucharistia datur"	34
"Phlebotomia"	32
"Clysteria"	36
"Timores"	40
"Vigiliae"	44
"Febris"	58
"Sitis"	114
"Deliria"	52
"Tubera"	64
"Fames"	48
"Sanitas"	32

[10] *De Conceptionis urbis ruina* corresponde a un conjunto de elegías en torno al terremoto de 1751 en la ciudad de Concepción cuyo manuscrito se encuentra en el archivo de la Compañía de Jesús en Santiago de Chile. A partir de un análisis de los acontecimientos descritos en el texto y de otros factores, Jiménez fecha esta composición en 1754 (1974, pp. 55-57).

De peste variolis vulgo dicta se conserva, por su parte, en el Fondo Varios, vol. 995, folios 64r a 78r. En el último folio se indica la fecha *prid. Kal. Jun.* (31 de mayo), 1760. Esta fecha, antes que la elaboración del manuscrito, tendría relación con el momento de composición de la obra. La diferencia de año con la que se encuentra en *De peste variolarum*, 1761, podría deberse a una rectificación por parte del autor, o bien, como señala Jiménez, a un error: a partir del poema autobiográfico concluye que Molina habría pasado a Santiago recién en 1761, lo que, en su opinión, sería un argumento para defender la fecha de 1761. Asimismo, creemos con Jiménez que el manuscrito habría sido preparado por Molina cuando ya se encontraba en Italia (1974, p. 46).[11] Como veremos, el texto posee características que, en comparación con *De peste variolarum*, nos llevan a situarlo en un contexto europeo. Jaramillo, por su parte, plantea que la segunda redacción habría sido terminada por Molina durante el período de detención previo al embarque en Callao (1976, p. 58),[12] propuesta que podría sustentarse en el registro de Ferrari, quien indica que la obra de Molina se habría publicado en Lima.[13]

Corresponde a un documento de dimensiones pequeñas, compuesto por hojas de papel dispuestas en un cuadernillo de 24,2 cm de alto y 17 cm de ancho en encuadernación de empaste reciente (año 2011) en cuyo exterior se lee "Fondo Varios vol. 995", y que contiene otros documentos "de nuestro sabio compatriota el Sr. Abate Don Juan Ignacio Molina, comprados a don Matías Pizarro por decreto supremo del 10 de agosto de 1882"; la numeración de los folios, en cifras arábigas, es también reciente, impresa, y abarca todos los documentos del volumen. Estos aparecen especificados en un índice manuscrito del siglo XIX que ocupa las primeras páginas del volumen.

En lo que respecta a las condiciones materiales del documento, este es menos cuidado que el de la primera redacción, con un mayor número de enmiendas y algunos versos tachados. Parte de las correcciones se realizan mediante trozos de papel encolado sobre el manuscrito. Posee un ductus algo irregular pero perteneciente a una misma mano y que en principio asociamos a un momento posterior del de *De peste variolarum*.

El texto, incompleto, contiene los seis versos finales de la última elegía del primer libro y el segundo libro en su totalidad. Lo componen once poemas que llevan por título la palabra "Elegia" con la numeración romana correspondiente. Poseen entre 40 y 180 versos; la extensión total de la obra supera, pues, considerablemente a la de la primera redacción.

[11] También Costa Casaretto (1979, p. 1053) se inclina por esta posibilidad.

[12] "A nuestro entender, la segunda, o mejor dicho la definitiva versión fue terminada de pulir por Molina entre septiembre de 1767 y abril de 1768, es decir, en el período comprendido entre la detención de los jesuitas chilenos y su embarque en Callao con destino a Europa. Durante su permanencia en Lima, Juan Ignacio habría alcanzado a dejar la obra totalmente afinada".

[13] Aparte de esta noticia, no hemos podido comprobar la existencia de dicha publicación.

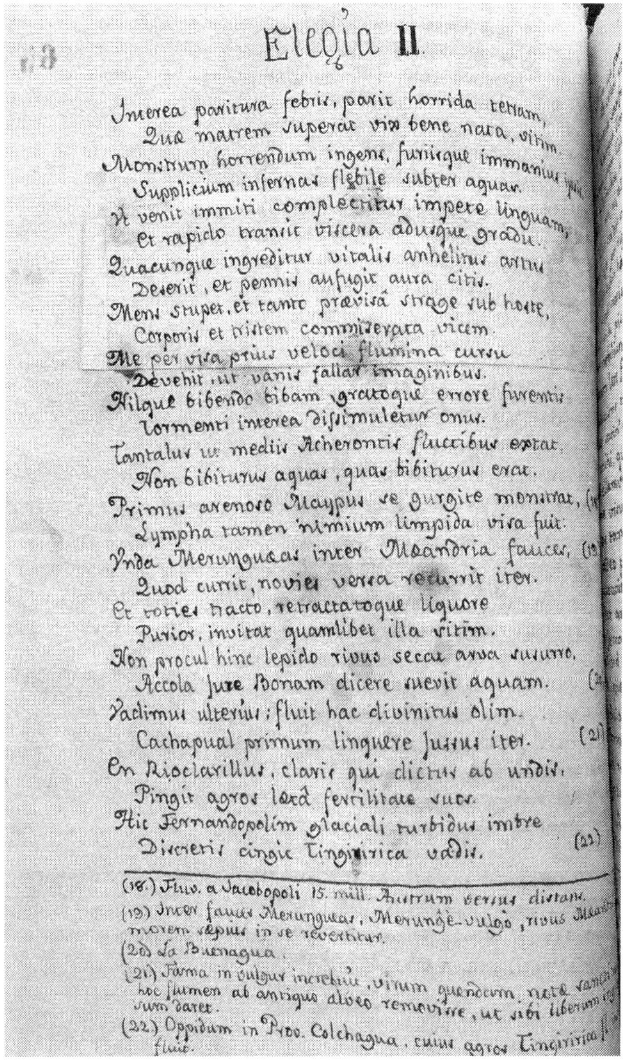

Elegia II.

Interea paritura febris, parit horrida terram,
Quæ matrem superat vix bene nata, sitim.
Monstrum horrendum ingens, furiisque immanius ipsis
Supplicium infernas flebile subter aquas.
It venit immiti complectitur impete linguam,
Et rapido transit viscera adusque gradu.
Quacunque ingreditur vitalis anhelitus artus
Deserit, et pennis aufugit aura citis.
Mens stupet, et tanta prævisâ strage sub hoste,
Corporis et tristem commiserata vicem.
Me per visa prius veloci flumina cursu
Devehit, ut vanis fallat imaginibus.
Nilque bibendo bibam, gratoque errore furentis
Tormenti interea dissimuletur onus.
Tantalus ut mediis Acherontis fluctibus extat,
Non bibiturus aquas, quas bibiturus erat.
Primus arenoso Maypus se gurgite monstrat, (18)
Lympha tamen nimium limpida visa fuit.
Unda Merunguæas inter Mæandria fauces, (19)
Quod currit, noviesversa recurrit iter.
Et toties tracto, retractatoque liquore
Purior, invitat quamlibet illa sitim.
Non procul hinc lepido rivus secat arva susurro,
Accola jure Bonam dicere suevit aquam. (20)
Vadimus ulterius; fluit hac divinitus olim.
Cachapual primum linquere jussus iter. (21)
En Rioclarillus, claris qui dictus ab undis,
Pingit agros lætâ fertilitate suos.
Hic Fernandopolim glaciali turbidus imbre
Discreteris cingit Tingiririca vadis. (22)

(18.) Fluv. a Jacobopoli 15. mill. Austrum versus distans.
(19) Inter fauces Merunguæas, Merungè-vulgò, rivus Mæandri morem sæpius in se revertitur.
(20) La Buenagua.
(21) Fama in vulgus increbuit, virum quendam nota sancti... hoc flumen ab antiquo alveo removisse, ut sibi liberum ... sum daret.
(22.) Oppidum in Prov. Colchagua, cuius agros Tingiririca fl... fluit.

[Fig. 4]
De peste variolis vulgo dicta, fol. 65v.

Elegía (libro segundo)	Número de versos	Contenido
I	90	Fiebre
II	180	Sed-Ríos de Chile
III	90	Miedo frente a la muerte
IV	134	Alucinaciones
V	66	Pústulas
VI	72	Pústulas y elogio a Wanckermann
VII	40	Lamento por la muerte de San Martín
VIII	54	Invocación a la Virgen
IX	54	Sueño
X	70	Hambre
XI[14]	88	Recuperación de la salud

Las elegías de esta redacción tienen, como es de esperar, un paralelo a nivel de contenido con las elegías de *De peste variolarum*, aunque con diferencias importantes. En comparación con la primera redacción, *De peste variolis vulgo dicta* amplía de manera significativa los temas y, si bien reproduce de modo idéntico algunos fragmentos de *De peste variolarum*, la mayor parte del texto es nueva, como consecuencia de la amplificación. Esto se hace del todo patente en el caso de "Tubera". Lo que en *De peste variolarum* es una elegía que describe principalmente el horror producido por los tumores en todo el cuerpo y que incorpora algunos versos relativos a la muerte de un compañero, una breve invocación a la Virgen y una referencia en los versos finales a que el enfermo ha podido conciliar el sueño, se transforma en *De peste variolis vulgo dicta* en cinco elegías (V, VI, VII, VIII, IX): la descripción y el horror de las pústulas, el elogio al *chirurgus* Wanckermann –no mencionado en la primera redacción–, el lamento por la muerte del compañero y amigo San Martín, la invocación a la Virgen pidiendo su intercesión y una elegía completa acerca de la visita del Sueño. Así, de los 64 versos de

[14] El manuscrito lleva aquí, equivocadamente, el número IX.

"Tubera" se pasa a los 286 de este grupo. La segunda redacción se caracteriza asimismo por la ausencia de alusiones al contexto escolar y por sus abundantes notas explicativas al pie, que reflejan que se tiene en mente a un lector no versado en asuntos chilenos[15] y la influencia de formas textuales propias del ámbito científico.

Lamentablemente no tenemos noticias específicas acerca de la historia de producción de ambos manuscritos que nos permitan confirmar con datos concretos la hipótesis de que *De peste variolarum* se enmarca en los años de formación de Molina y que *De peste variolis vulgo dicta* corresponde ya a una etapa tardía en la obra del autor. Contamos, sin embargo, con un valioso registro que da algunas luces acerca de cómo al menos uno de ellos habría llegado a Chile. En sus "Noticias inéditas sobre el ilustre chileno don Juan Ignacio Molina", de 1870, Benjamín Vicuña Mackenna (citado también por Costa Casaretto, 1979, pp. 1054-1055) señala que tiene a la vista un conjunto de papeles pertenecientes a Molina, procedentes de Italia y que habían sido conservados por su discípulo Claudio Ferrari: "un centenar de piezas de la más variada naturaleza, borradores de cartas, notas de libros en diversos idiomas copiadas en cuartillas de papel, nombramientos literarios, apuntes biográficos, trozos literarios, una verdadera miscelánea, en fin" (1931 [1870], p. 255). Más adelante, al referirse a la enfermedad del jesuita, indica que entre aquellos papeles se encuentra "una especie de poema o colección de elegías latinas" compuestas en torno al tema. Está aludiendo, pues, al corpus elegíaco acerca de la viruela. La descripción que Vicuña Mackenna hace de este documento coincide, sin embargo, con *De peste variolarum* y no con *De peste variolis vulgo dicta*.[16] Esto deja abierta la pregunta de si entre los papeles revisados por Vicuña Mackenna se encontraba también la segunda redacción o si habría llegado al Archivo Nacional por otra vía. Y, más importante aún, plantea la cuestión de cómo y cuándo habría llegado a Italia el manuscrito de la primera redacción, cuyo contenido, como hemos señalado, se vincula estrechamente con el contexto escolar de Molina. Al respecto, resultan oportunas las palabras del Abate en el *Saggio sulla storia naturale del Chili*, donde indica que por un "fortunato accidente" llegaron a sus manos algunos de sus materiales más importantes (p. 7). ¿Habrá estado entre aquellos pliegos el cuaderno con *De peste variolarum*? O, aunque improbable por cuanto al momento de la expulsión les habrían sido incautados

[15] Cf. Jaramillo, 1976, p. 57.

[16] Vicuña Mackenna cita los dísticos primero y último del documento que tiene a mano (enmendamos los errores de transcripción): "Conscripsi quondam, Xavier praeclare, libellum / cui titulum et seipsam pestis acerba dedit". // "Tu tandem, Xavier, nostrae patrone [camoenae] / qui mihi Maecenas tempus in omne [faves]". No contamos con el inicio de *De peste variolis vulgo dicta*, pero sus dísticos finales –"Quare iam salvo gratentur pectora vestra, / et mihi 'io' laeta voce 'triumphe' canant"– son totalmente distintos a los entregados por el historiador, de modo que descartamos que esta referencia corresponda a la segunda redacción.

a los jesuitas todos sus papeles, "así comunes como particulares" (Hanisch, 1972, p. 42), ¿habría logrado Molina mantenerlo consigo de alguna manera al ser trasladado desde América?[17]

Elegías entre dos géneros[18]

A pesar de su estructura fija –el dístico, conjunto de dos versos formado por un hexámetro y un pentámetro–, la elegía se configura tempranamente de maneras diversas a nivel temático. Se la ha asociado al lamento que produce una pérdida,[19] pero también ha sido estudiada como expresión amplia de los sentimientos personales.[20] Igualmente se ha analizado su carácter privado y 'suave' en oposición a la monumentalidad de la épica,[21] y se ha destacado el lugar que en ella ocupan el cuidado en la forma y un cierto carácter erudito.[22]

[17] A propósito de los apuntes sobre historia natural de Molina, Jiménez recopila algunas noticias interesantes que podrían aplicarse también a sus composiciones neolatinas: "Como ya hemos recordado, Molina había sido despojado de sus apuntes durante la ejecución de la expulsión decretada por Carlos III de España. Según una versión, le fueron arrebatados por un soldado, al ir a embarcarse Molina en Valparaíso; según otra, consignada en los apuntes biográficos de Ferrari, se los quitó bastante después el atrabiliario capitán del buque en que iba de El Callao a España. Y, correlativamente, difieren las versiones sobre su recuperación; según la primera, ahí mismo en Valparaíso Huidobro, que había observado el despojo, se los compró al soldado que lo había perpetrado, y los guardó para llevárselos después a Molina. Según la otra, Molina, "cuando publicó el dicho *Compendio* en 1776, ya había perdido la esperanza de volver a tener sus escritos. Pero, poco después, se le dio aviso de que dichos papeles se encontraban en Inglaterra, en poder de un capitán de buque [posiblemente heredero del que se los habrá quitado, si éste, según también se dice ahí, murió un año después de cometer ese robo]; los hizo buscar [Molina], y, por medio de un corresponsal [que sería Huidobro], le fueron al punto remitidos gratuitamente" (Jiménez, 1974, pp. 146-147, a partir de noticias de Ferrari, Santágata, Fontecilla, Briones y Espinoza).

[18] Parte de las ideas que se plantean aquí han sido desarrolladas en mis artículos "Las imágenes del miedo en *De peste variolarum*, de Juan Ignacio Molina. *Affectus, evidentia, scientia*" y "Juan Ignacio Molina y sus elegías neolatinas sobre la viruela: variaciones criollas de un género clásico".

[19] La definición clásica de Horacio (*Ars* 75-78) contempla la estructura métrica y el contenido de lamento: "Versibus impariter iunctis querimonia primum, / post etiam inclusa est voti sententia compos; / quis tamen exiguos elegos emiserit auctor, / grammatici certant et adhuc sub iudice lis est" ["En versos desigualmente unidos primero se incluyó el lamento, luego la expresión del deseo satisfecho. Mas qué autor dio a conocer como primero los exiguos versos elegíacos lo discuten los gramáticos y el litigio está aún bajo juez"]. Para un enfoque reciente véase, por ejemplo, Nagy, 2010, pp. 13-14.

[20] Alvar, 1997, p. 194; Hunter, 2013, p. 27.

[21] "Although its range was much expanded, elegy never lost its generic identity, and remained a place where, in contradistinction to epic, the private, the 'soft' and the peaceful might find expression or emphasis" (Gibson, 2017, pp. 172-173).

[22] Antonio Alvar ofrece una definición que considera buena parte de estos aspectos: "composiciones relativamente extensas en dísticos elegíacos, en las que se expresan sentimientos en primera persona (fundamentalmente amorosos), con un

La elegía latina gira principalmente en torno a temas amatorios, con Tibulo, Propercio y Ovidio como principales autores[23]. Sin embargo, este último expande los límites del género en su poesía de exilio llevándolo a otros terrenos, y ofreciendo a los lectores un acceso sin mediación a la individualidad del yo que no tiene precedentes (Ingleheart, 2011, p. 6).[24] Junto con autores tardíos como Ausonio y Claudiano, los elegistas latinos tienen una vasta recepción durante la Modernidad temprana y son objeto de numerosas imitaciones en las letras neolatinas.[25] Las nuevas elegías abarcan un amplio espectro de temas (De Beer, 2014, p. 388[26]) y suponen, asimismo, una mayor presencia de lo autobiográfico (Ludwig, 1997, p. 348).

Como es de esperar, el género también tiene un lugar en la producción de la Compañía de Jesús. Así, por ejemplo, el *Parnassus Societatis Jesu* (1654) contemplaba en su proyecto un volumen dedicado a la elegía, mientras que el *Liber de arte poetica* de Bartolomé Bravo (1596) contiene una descripción que coloca a Ovidio en la cumbre del género:

> Se dice que Ovidio fue el primer inventor de la elegía. La elegía es un poema lloroso adecuado al llanto de los asuntos desdichados, lo que Ovidio mismo ha declarado en el libro tercero de Amores:
> *¡Llorosa elegía, suelta tus cabellos aunque no lo merezcan!*
> *¡Ah, demasiado apegado a la verdad te quedará ahora el nombre!*

elevado cuidado en la forma (lengua, estilo, estructura, composición, etc.) y desde una posición intelectual y creativa de carácter erudito (que se sirve de la mitología, las evocaciones e imitaciones de otros poetas griegos y latinos, etc.)" (1997, p. 198).

23 Trabajos ya clásicos en torno al tema son Luck, *The Latin Love Elegy*, y Lyne, *The Latin Love Poets*. Igualmente cabe mencionar volúmenes introductorios como *The Cambridge Companion to Latin Love Elegy* o *A Companion to Roman Love Elegy*, de Wiley-Blackwell. En cuanto a la particularidad de la elegía latina frente a la griega, véase Stroh, *Die Ursprünge der römischen Liebeselegie*.

24 "Ovid's first-person exilic poetry seems to give his readers direct, unmediated access to his experiences and thoughts in a manner virtually unprecedented in ancient literature (and rare in modern works too) – surely a major reason why readers have identified with".

25 En cuanto al dístico, es el metro más utilizado en las composiciones neolatinas y forma parte de poemas de distinta extensión y contenido que no se limitan al género elegíaco y epigramático (Moul, 2015, p. 45). Así, por ejemplo, es el metro de los poemas didácticos *De vita urbana*, *De vita oeconomica* y *De vita aulica*, de Grimaldi, en el siglo XVIII (véase Haskell, 2003, p. 268 ff.).

26 "Because of the great variety of themes treated in elegiac poetry in antiquity and later ages, the variety in Neo-Latin elegiacs is likewise enormous. Moreover, the range of Neo-Latin elegiac poetry is much broader than earlier models might suggest. This range results substantially from the basic openness that the genre displayed in antiquity, which inspired many Neo-Latin poets to broaden the scope of the elegiac genre and also to incorporate themes not treated in classical elegiac poetry".

En consecuencia, Horacio llama desdichados a los poetas elegíacos. La elegía está compuesta por versos alternantes, a saber, por hexámetros y pentámetros. Goza de una manera de expresarse sutil, bella y elegante, y llena de afectos. Se elogian en ella los frecuentes apóstrofes, también a cosas inanimadas, exclamaciones y otros adornos con los que suelen embellecerse el discurso y moverse los afectos. También las digresiones oportunas y breves, de costumbres, historias y la antigüedad. Es adornada por lugares comunes, especialmente por similitud, por desemejanza, fábulas, ejemplos, como aquel lugar en Ovidio, libro 4 de *Tristia*:
Y me colman con tantas adversidades…
Se encuentran muchos de este tipo por todas partes en el mismo Ovidio.
Las elegías, si bien se componen para lamentar asuntos desdichados y calamidades, sin embargo también son compuestas para cantar asuntos alegres, lo que declara Horacio en el arte poética:
En versos desigualmente unidos primero se incluyó el lamento,
luego la expresión del deseo satisfecho.
Algunas veces se narran sueños en la elegía, a veces se expone un diálogo y no rara vez consiste una elegía entera en una prosopopeya.[27]

El mismo Molina, en *De peste variolis vulgo dicta*, después de mencionar a Cicerón como modelo en la lengua latina, alude a Ovidio como el principal autor del género elegíaco y referente en la composición de versos:[28]

Te duce et ornate non pavi dicere, Tulli,
  doctaque securo scandere rostra pede.

[27] Ovidius primus elegiae inventor fuisse dicitur. Est autem Elegia carmen flebile ad res miseras deplorandas accomodatum, quod Ovidius ipse declaravit lib. 3. Amorum: *Flebilis indignos Elegia solve capillos, / ah nimis ex uero nunc tibi nomen erit*. Itaque Horatius poetas elegos miserabiles appellat. Constat autem elegia alternis versibus longiusculis, hoc est hexametris et pentametris. Gaudet vero subtili dicendi genere, venusto et eleganti, atque affectibus pleno. Laudantur in ea crebrae apostrophae etiam ad res inanimes, exclamationes, caeteraque ornamenta quibus illustrari oratio et affectus commoveri solent. Tum digressiones tempestivae ac breves, morum, historiarum, antiquitatis. Ornatur saepe frequentatis locis, in primis vero ex similibus, dissimilibus, fabulis, exemplis, ut ille locus apud Ovidium lib. 4. Trist.: *Meque tot adversis cumulat…* Cuius generis multa apud eundem Ovidium passim reperies. Elegiae autem quamvis ad res miseras et calamitates deplorandas adhibeantur, tamen ad res quoque laetas adhiberi coeptae sunt, quod testatur Horatius in arte poetica: *Versibus impariter iunctis querimonia primum, / post etiam inclusa est voti sententia compos*. Nonnumquam in elegia somnia narrantur; interdum dialogus exponitur; nec raro tota elegia prosopopeia continetur (50).

[28] Cf. Manuel Azevedo, *Ars poetica exemplis illustrata*: "Rogabis: quisnam Princeps habeatur? Ovidium pluris habendum censeo" (1781, p. 54).

Te quoque, cui primas deffert elegeia, novi,
  Naso, Tomitanae nobilis exul humus.
Tu me Pierias duxisti primus in oras,
  undaque monstrasti qua sacra parte fluat ("Elegia II" 65-70).

Con tu guía, Tulio, no temí hablar con elegancia,
y subir con pie seguro las doctas tribunas.
También a ti, a quien la elegía concede el primado, conocí,
oh Nasón, noble desterrado en tierra tomitana.
Tú el primero me llevaste hacia las costas pierias
y me mostraste por qué lugar fluye la corriente sagrada.

Así, pues, el jesuita chileno elige el *flebile genus* porque es el que mejor se ajusta a su intención de abrir al lector la experiencia individual del mal físico, así como antes Tibulo (1. 3) y Ovidio (*Tr.* 3. 3) habían cantado los sufrimientos corporales en sus elegías.[29] En este ejercicio, si bien no es el primero que produce una obra literaria en torno a la viruela, transforma a su relato poético en uno de los pocos que corresponden a una autopatografía, es decir, a la descripción de la propia enfermedad, inaugurando la tradición en el contexto chileno (Costa Casaretto, 1979, p. 1053).

Molina lleva a cabo una construcción marcada por descripciones vívidas que involucran a todos los sentidos y por la presencia de emociones intensas, donde se percibe la influencia de lo que se ha denominado la cultura performativa de la Compañía (Haskell y Garrod, 2019, p. 10) y de su retórica de los afectos. Las etapas de la viruela, presentadas en orden, dan coherencia temporal al corpus y generan una progresión que alcanza su mayor intensidad con el impacto que las pústulas producen en el enfermo. También se percibe aquí la influencia de los ejercicios espirituales y en particular de la técnica de la *compositio loci*, cuya finalidad era apoyar la construcción mental de imágenes con el fin de generar una respuesta afectiva y piadosa. Uno de los lugares más representativos de esto corresponde a la disposición imaginaria del propio funeral, que involucra tanto a la vista como al oído y da cuenta incluso de los gusanos que recorren el cuerpo en descomposición. Citamos el lugar respectivo de la segunda redacción, donde el yo poético, haciéndose eco de la definición misma de la *evidentia*,[30] utiliza las palabras *iam vere quasi res ageretur*, "como si ya verdaderamente estuviera sucediendo esto":

[29] En el ámbito de las letras neolatinas es oportuno destacar la elegía "De se aegrotante", de Marco Antonio Flaminio (siglo XVI), que aborda el motivo de la enfermedad en primera persona.
[30] Cf. Quint. 8. 3. 61; 9. 2. 40.

Iam funus triste effertur, iamque urna patescit,
  iam sonus auditur, subsidiumque precum.
Aera gravi clamant nimium funesta boatu,
  deque meo populum funere scire jubent.
Intratur domus aeternis damnata tenebris,
  tota relaxatis plena cadaveribus.
Membra sepulcrales invadunt livida vermes,
  mille per et subeunt ulcera visceribus.
Putridus efficitur pulvis spectabile corpus,
  nuda suis passim carnibus ossa jacent.
Ecce tremendus adest prolixo examine judex,
  in vultu gravitas, terror in ore sedet.
Ponitur ante oculos censoria sella, tribunal,
  et me judicium triste subire jubent.
[...]
Praescius inquirit judex, delator adauget
  perspicua ignotis crimina criminibus.
Convictus plane, nil rite refellere possum,
  et causa, me ipso cuncta fatente, cado.
Tessera conjicitur positam fatalis in urnam,
  et poenam expecto corde micante meam.
Hic ego, iam vere quasi res ageretur, et atro
  me demum aspicerem mortis in arbitrio,
exclamo horrenda succusso corpore voce:
  "Ergo ego te, dulcis, linquere, vita, queo?" ("Elegia III" 23-36 / 45-54).

Ya es llevado el infeliz cuerpo, ahora la urna se abre,
ya se escucha el sonido y el socorro de las preces.
Las trompetas fúnebres claman fuertemente con gran estruendo
y hacen que el pueblo se entere de mi funeral.
Ingresamos a la casa condenada a las tinieblas eternas,
toda llena de inertes cadáveres.
Gusanos sepulcrales invaden los lívidos miembros,
y por miles entran a los órganos a través de las heridas.
La parte visible del cuerpo se vuelve polvo podrido;
por todas partes yacen los huesos desnudados de sus carnes.
He aquí que se presenta el temible juez, con la detallada prueba.

> La severidad está instalada en su rostro; en sus labios, el terror.
> Es puesta frente a mis ojos la silla censoria, la tribuna,
> y me ordenan pasar al funesto juicio.
> [...]
> El juez –que sabe de antemano– interroga, el acusador aumenta
> las faltas visibles con otras desconocidas.
> Claramente culpable, no puedo refutar nada de modo adecuado
> y, confesándolo todo yo mismo, sucumbo en el proceso.
> La tésera del destino es arrojada a la urna dispuesta,
> y con el corazón palpitante espero mi castigo.
> Aquí yo, como si ya verdaderamente estuviera sucediendo esto
> y me viera finalmente en el negro arbitrio de la muerte,
> agitando el cuerpo exclamo con espantosa voz:
> "¿Entonces yo estoy en condiciones de dejarte, dulce vida?"

Ahora bien, el modo en que Molina aborda la viruela, más allá de la subjetividad y las emociones, presentándola detalladamente en términos de fases, actores y tratamientos, nos lleva a establecer también un vínculo con el género literario del poema didáctico, donde se presentan, por lo general en hexámetros, contenidos de carácter técnico o filosófico con el fin de facilitar el acercamiento a ellos.[31] Este género tiene como principales autores en la tradición latina antigua a Lucrecio (*De rerum natura*), Virgilio (*Geórgicas*), Ovidio (*Ars amatoria*; *Remedia amoris*) y Manilio (*Astronomica*), siendo el primero de ellos uno de los antecedentes más importantes en lo que respecta a la poetización de la enfermedad. La descripción de la peste de Atenas en *De rerum natura* (6. 1138-1286) fue un modelo para muchos autores desde la Antigüedad;[32] la cercanía entre Molina y Lucrecio se revela, por ejemplo, al cotejar

[31] Para un panorama introductorio acerca del poema didáctico en las letras latinas, véase "Didactic Epic", en *A Companion to Latin Literature*, de Monica Gale (2017, pp. 101-115). Por su parte, Katharina Volk (2002) dedica un volumen monográfico al género, centrado en cuatro rasgos definitorios: "explicit didactic intent", "teacher-student constellation", "poetic self-consciousness" y "poetic simultaneity".

[32] Otro ejemplo célebre de la enfermedad en la tradición latina es el que Ovidio hace en el libro séptimo de sus *Metamorfosis*, donde incorpora el relato de la peste de Egina. Para Bömer, en todo caso, aquí la peste debe ser entendida como un problema poético, no histórico o científico (2008, p. 332): "Dira lues ira populis Iunonis iniquae / incidit exosae dictas a paelice terras. / [...] / Viscera torrentur primo, flammaeque latentis / indicium rubor est et ductus anhelitus; igni / aspera lingua tumet, tepidisque arentia ventis / ora patent, auraeque graves captantur hiatu" (Ov. *Met.* 7. 523-524 [...] 554-557) ["Una terrible epidemia sobrevino, por la cólera de la implacable Juno, que odiaba estas tierras que llevan el nombre de su rival [...] Empiezan por quemarse las vísceras, y de la llama escondida es indicio el enrojecimiento y el aliento que

con los versos iniciales del poeta romano, cuyo detalle y carácter vívido están muy cerca de la primera sección de "Indicia pestis":

> Principio caput incensum fervore gerebant
> et duplicis oculos suffusa luce rubentes.
> Sudabant etiam fauces intrinsecus atrae
> sanguine et ulceribus vocis via saepta coibat
> atque animi interpres manabat lingua cruore
> debilitata malis, motu gravis, aspera tactu.
> Inde ubi per fauces pectus complerat et ipsum
> morbida vis in cor maestum confluxerat aegris,
> omnia tum vero vitai claustra lababant.
> Spiritus ore foras taetrum volvebat odorem,
> rancida quo perolent proiecta cadavera ritu.
> Atque animi prorsum <tum> vires totius, omne
> languebat corpus leti iam limine in ipso
> (Lucr. 6. 1145-1157).

> Al principio tenían las cabezas ardientes de fiebre y los dos ojos enrojecidos, con un brillo difuso; por sus gargantas, ennegrecidas por dentro, rezumaba la sangre; obstruido de úlceras, el canal de la voz se cerraba; la lengua, intérprete del espíritu, manaba sangre, debilitada por el mal, tarda en moverse, áspera al tacto. Después, cuando la enfermedad desde la garganta invadía el pecho y afluía hasta el mismo corazón de los enfermos, todos los recintos de la vida vacilaban. El aliento despedía por la boca un fétido hedor, como el que exhalan al descomponerse los cadáveres abandonados. Languidecían luego las fuerzas del alma, languidecía el cuerpo entero, ya en el umbral mismo de la muerte.[33]

Este cruce, de cualquier modo, no ha de sorprendernos. El poema didáctico, que gozó de renovada popularidad durante los siglos XVII y XVIII, fue cultivado con gran interés al interior de la Compañía de Jesús, posiblemente propiciado por el modelo educativo y su mentalidad estrechamente ligada a las letras (Haskell, 2003, p. 10).[34] Incluso se ha interpretado en términos lúdicos y

sube; la lengua se hincha, rugosa por el ardor, la boca se abre reseca por la cálida respiración, y en las boqueadas penetra el pesado aire" (traducción de Antonio Ruiz de Elvira)].

[33] Traducción de Eduard Valentí Fiol.

[34] "A Jesuit education thus provided the ideal nutriments for the production of early modern Latin didactic poetry. It afforded its beneficiaries not only the indispensable technical tools for composition in this genre but a literary mentality that positively predisposed them to it". El tema ha sido abordado agudamente por Haskell, entre otros trabajos, en *Loyola's Bees. Ideology and Industry in Jesuit Latin Didactic Poetry*.

recreativos,[35] lo que explica la composición de obras como *Caffaeum*, de Guillaume Massieu, o los *Electricorum libri VI*, de Giuseppe Maria Mazzolari. Así, pues, Molina con seguridad estaba familiarizado con el género y debe haberse visto atraído por las posibilidades de experimentar a nivel poético con contenidos de carácter científico, llevando sus elegías por nuevos cauces.

Un joven inspirado por las musas del Lacio: Molina compositor de versos latinos

¿Es posible componer verdadera poesía en lengua no materna? La pregunta surge necesariamente en el ámbito de la literatura neolatina, escrita por individuos que aprenden el latín en un contexto escolar y no familiar. La cuestión es todavía más pertinente en el caso de nuestro autor, cuya instrucción se llevó a cabo en una zona alejada de los focos de latinidad de su tiempo. Sus versos, sin embargo, reflejan un conocimiento notable y permiten conjeturar que la enseñanza del latín en el Chile colonial podía alcanzar un alto nivel al alero de la Compañía de Jesús. Formaba parte de la *Ratio studiorum*, su programa educativo, desde las etapas más tempranas:[36] Cicerón estaba presente ya en el curso de ínfima gramática y Ovidio en la media, y después de los primeros niveles, los estudiantes, al menos en teoría, ya manejaban adecuadamente la lengua latina y sus autores más importantes, aparte de los rudimentos del griego y el hebreo. Junto con la exposición y explicación de los contenidos y la repetición, eran frecuentes además los ejercicios de composición destinados a aplicar los conocimientos adquiridos mediante la imitación (Labrador, 1999, pp. 48-49).

Miguel de Olivares, en su *Historia militar, civil y sagrada de Chile* (1864 [1758], pp. 70-71), hace un comentario que entrega un panorama de los estudios latinos en Chile a mediados del siglo XVIII:

35 "Moreover, such poems –and even those on non-scientific subjects– cannot normally have been taught in the properly literary classes of humanities or rhetoric, since the curriculum already prescribed a very full diet of the best classical authors. So why, and for whom, were these Jesuit poet-teachers going to all that trouble? Strange as it may seem, part of the answer seems to have been that the writing of such poetry constituted a form of recreation for them, even something of a respite from the burden of teaching" (Haskell, 2003, p. 6).

36 La *Ratio studiorum* de 1599 abarcaba los estudios inferiores, compuestos por los cursos de gramática (ínfima, media, suprema), humanidades y retórica, y los estudios superiores consistentes en los cursos de filosofía y teología. A comienzos del siglo XVII en Chile ya se impartían gramática, retórica y filosofía en el colegio de Santiago, a lo que se agregaron la teología en 1608 y la escolástica en 1612, después de que su rango fuese elevado al de Colegio Máximo (Contreras, 2014, p. 40). En 1724 se inician cursos de filosofía, teología escolástica y dogmática y moral en el Colegio Seminario de San José de Concepción, que luego se transforma en universidad (Contreras, 2014, pp. 44-45).

> El estilo latino suelto o ligado a metro, no faltan muchos que lo cultiven con bastante afecto y tesón, y que escriban en uno y otro con limpieza y hermosura. Pero bien saben los doctos cuán difícil es llegar en este género a la última perfección [...] y como aquí no aspiran algunos a estampar obras latinas, sino quizá escolásticas, a cuyo argumento se satisface con otra clase de locución menos perfecta, no pensamos que han arribado muchos a aquella excelencia de la más casta latinidad. Mas tampoco falta uno que otro que se acercan tanto a ella que no será fastidioso al gusto más delicado, así en la prosa como en el verso. Aun al idioma griego, aunque tan extraño en estas partes, han mirado algunos con cariño; uno u otro han aprovechado en él bastantemente, y hoy tenemos un joven jesuita a quien las musas han querido visitar peregrinas, desde el Lacio y la Grecia, inspirándole felicísimos versos en ambos idiomas.

Se ha señalado que este joven jesuita es, precisamente, Molina,[37] destacado por sus composiciones en lengua latina y griega. Aparte de un conjunto de materiales sueltos cuya autoría no se ha comprobado aún, su producción conocida está conformada por un corpus latino en dísticos en torno a temas diversos, pero siempre relacionados con lugares y eventos vinculados a su experiencia vital: *De Conceptionis urbis ruina* ("Acerca de la catástrofe de la ciudad de Concepción", dedicada al terremoto y posterior salida del mar en la ciudad de Concepción en 1751), *Ad Michaelem Olivarium* ("A Miguel Olivares", opúsculo de carácter autobiográfico), *De fluviis Chilensibus* ("Acerca de los ríos de Chile"), *De peste variolarum* ("Acerca de la peste de viruelas") y *De peste variolis vulgo dicta* ("Acerca de la comúnmente llamada peste de viruelas").

La revisión de las obras que nos ocupan aquí, *De peste variolarum* y *De peste variolis vulgo dicta*, refleja un destacable dominio de la lengua y de la composición en dísticos, y algunos lugares bien permiten señalar que los de Molina son los versos latinos mejor logrados en el Chile colonial[38].

En ambas redacciones, el jesuita se adecua sin problemas a la concisión y el ritmo del metro, formando unidades de sentido que por lo general se limitan a dos o cuatro versos. En estos destaca la presencia de aliteraciones y anáforas, además de una notoria inclinación por el hipérbaton, como puede verse en el siguiente dístico:

> Ille ego particulas sum qui non perdo benignas
> muneris, apta tibi dum venit hora, tui ("Vigiliae" 9-10).

[37] Jiménez, 1974, pp. 41-42.

[38] En este sentido, discrepamos del todo y con sorpresa de las palabras de Ledermann –quien parece no considerar los aspectos propios de la lengua y métrica latinas– acerca de la calidad de los versos del jesuita chileno: "Los originales de la primera edición están disponibles en el Archivo Nacional de Santiago, pero quien piensa hallar en ellos poesía hará bien en no buscarlos, porque en este arte nuestro héroe no era muy diestro y, en suma, son una buena lata, con un valor puramente histórico y médico" (2021, p. 256).

Yo soy ese que no pierde, cuando llega la hora apta para ti,
ni una pequeña generosa fracción de tu regalo.

Por otra parte, recurre a un vocabulario amplio y, si bien se concentra en el uso clásico, también incorpora, como es de esperar, algunos términos del latín medieval y posterior, como *effrons*,[39] *Francigenus*[40] o *pruneta*.[41] De igual forma, acude a vocablos relativos al contexto chileno y los latiniza: *Lontua* ("Lontué"), *Tenus* ("Teno"), *Curicunta* ("Curicó"), *themus* ("temu").

La riqueza de las elegías en el plano léxico se percibe, por ejemplo, en el marco de la fiebre. Encontramos así los sustantivos *ignis*, *febris*, *flammas*, *calor* y *aestus*, los adjetivos *igneus* y *ustus*, y los verbos *ardere* y *flagrare*. Y en *De peste variolis vulgo dicta* el repertorio se ve ampliado con *scintilla* e *incendium*, *incensus*, y *urere*, *incendere*, *exardere*, *frigere*, *ignescere* y *candesci*.

Define además al estilo de Molina la poetización de lo cotidiano. Si bien la enfermedad en sí ya es presentada en un tono llano, sobre todo en *De peste variolarum* aparecen versos en torno a temas familiares que, aunque menos logrados a nivel estilístico, consiguen dar al texto llamativas pinceladas de naturalidad. En esta línea están las referencias a los estudios y el tedio que produce el aprendizaje de la lógica en "Indicia pestis", las quejas del enfermo por la pobreza del caldo que le dan en "Fames"[42] o la comparación de la experiencia de la fiebre con un cordero asándose[43] en "Febris":

Hei mihi, quid faciam? Penitus iam torreor omnis,
  ut solet in prunis dapsilis agna foci.
Durior est ferro caro nostra, valentior auro,
  eliquat hoc atque hoc flamma, stat ista tenax ("Febris" 45-48).

¡Ay de mí!, ¿qué puedo hacer? Ya estoy completamente consumido,
como suele estarlo un espléndido cordero en las brasas del fuego.

[39] El *Thesaurus Linguae Latinae* incorpora este término como un uso medieval, aparte de una referencia en duda a Vopisco de Siracusa, uno de los historiadores de la *Historia Augusta*.

[40] Documentado en el *Glossarium Mediae et Infimae Latinitatis*, *Lexicon Latinitatis Medii Aevii* y *Mitellateinisches Glossar*.

[41] Documentado en *Medieval Latin Word List* y *Thesaurus linguae latinae*.

[42] "Heu! Juris scutella mali est alimonia tota, / bis datur haec multa saepe petita prece. / Additur hinc pulli crus nudum pelle, ciboque / non raro, quoniam nomine pellis abit" ("Fames", 31-34) ["¡Ah! Un platillo de caldo malo es todo el sustento; / me sirven dos veces, después de pedirlo / insistentemente, con gran súplica. / Luego le agregan una pata de pollo sin piel, / y muchas veces sin carne, ya que se va con el pretexto de que es piel"].

[43] El fragmento podría vincularse también a la imagen de la carne asada en Éxodo 12, 8-9.

Mi carne es más dura que el fierro, más fuerte que el oro;
a ambos los funde la llama, pero ella se mantiene firme.

Las amplificaciones de *De peste variolis vulgo dicta* devienen, en cambio, en un estilo menos inmediato que el de *De peste variolarum*, con una exposición más idealizada de los contenidos y cuyo vínculo con el ámbito escolar no resulta tan evidente. Molina también lleva a cabo variaciones de léxico entre ambas versiones, como *Siculos* ("Febris" 44) / *Trinacrios* ("Elegia I 40") *rogos*, o *luteo* ("Sitis" 19) / *arenoso* ("Elegia II 17") *gurgite*. Igualmente modifica fragmentos poco claros de la primera redacción, por ejemplo la enmienda a propósito de la negación de alimento por parte del custodio:

Sive parum poscas torvo sermone negabit,
sive petas multum non minus ille negat ("Fames" 25-26).

Si pides un poco, lo negará con un discurso amenazador,
si pides mucho, no menos lo niega él.

Sive petas multum, tetrico negat impius ore,
sive parum poscas, non minus ille negat ("Elegia X" 45-46).

Si pides mucho, lo niega, perverso, con severo rostro,
si pides poco, no menos lo niega él.

A nivel de construcción, el trabajo de Molina –en línea con las composiciones neolatinas de la época– se caracteriza por la incorporación en sus versos de fragmentos tomados de fuentes latinas. Hasta donde hemos podido identificar, el recurso de la "segunda mano" se produce con una frecuencia que está lejos de un procedimiento estrictamente centonario y antes que sobrecargar de erudición vacua la obra, la enriquece[44].

[44] La inclusión de fragmentos de autoridades en la construcción de la poesía neolatina muchas veces es vista en términos negativos e infértiles. Sin embargo, como señala Moul, este modo de trabajo bien puede dar origen a obras valiosas en términos de creatividad y afectos: "...Neo-Latin lyric is marked almost without exception by dense intertextuality, especially with the classical authors, but also with other Neo-Latin poets. The convoluted impression of a "patchwork of quotations", amounting in some cases to something approaching a cento, is one of the features of Neo-Latin verse for which it is most often criticized. But these techniques, which include the imitation of theme, structure and style as well as specific reminiscences, can also be a source of creativity and emotional force" (2015, p. 51).

Los préstamos, como puede verse en la muestra que sigue,[45] están compuestos por lo general por dos o tres palabras que el autor inserta casi siempre al inicio o final de un verso, en algunos casos con ligeras variaciones para adecuarlas al texto.[46]

qua licet, inquirit **mite patrocinium** ("Praefatio" 10)	difficilis causae **mite patrocinium** Ov. *Pont.* 1. 2. 68
romanoque audax **aequore vela dedi** ("Praefatio" 28)	Et quoniam magno feror **aequore** plenaque ventis / **vela dedi** Ov. *Met.* 15. 176-177
Cumque calor vexet, frigus quoque **tela ministrat** ("Indicia pestis" 25)	ipse manu subicit gladios ac **tela ministrat** Luc. 7. 574
Quominus arma simul tractent, **antiqua simultas** ("Indicia pestis" 27)	inter finitimos vetus atque **antiqua simultas** Juv. 15. 33
seque thoro teneat, nam nimis **aura nocet** ("Medicus visitat" 14)	huic nullum caeli tempus et **aura nocet** Prop. 2. 4. 12
"Instrumenta tua hinc deporta, **barbare**", **dixi** ("Clysteria" 25)	Quis mihi non 'demens!' quis non mihi '**barbare!**' **dixit?** Ov. *Am.* 1. 7. 19
Vivere quis dicat prorsus **rationis egentem** ("Timores" 31)	arduus arma tenens; non te **rationis egentem** Verg. *A.* 8. 299
"**Somne**, veni", dixi, "**placidissime, Somne, deorum**" ("Vigiliae" 5)	**Somne**, quies rerum, **placidissime, Somne, deorum** Ov. *Met.* 11. 623

[45] Los casos de intertextualidad que han podido identificarse se señalan en notas al pie que acompañan al texto latino editado.

[46] Nuestro trabajo de identificación contempló la revisión de los pies iniciales y finales de cada uno de los versos y de otros lugares que por su forma daban la impresión de provenir de fuentes externas, lo cual nos permite tener un panorama, aunque no total, bastante amplio del uso de fragmentos de otros autores por Molina. Por otra parte, hemos concentrado nuestra búsqueda en el ámbito de la poesía latina. Un cotejo con fuentes neolatinas es un trabajo pendiente que sin duda permitirá obtener importantes conclusiones acerca de la transferencia y circulación de textos.

Si qua tibi pietas, quae maxima dicitur esse ("Vigiliae" 23)	**Si qua tibi pietas**, ictum ne desere foedus Sil. 5. 317
Interea paritura Febris **parit horrida** natam ("Sitis" 1)	in poenas fecunda suas **parit horrida** tellus Man. 5. 667
montibus a notis **aura secunda venit** ("Sitis" 34)	lenius aspirans **aura secunda venit** Catul. 68. 64
In peius ruimus: caput invariabile nuper ("Deliria" 3)	**in peius ruere** ac retro sublapsa referri Verg. *G.* 1. 200
creverat et quantum **crescere** saevit **hydrops** ("Tubera" 12)	**crescit** indulgens sibi dirus **hydrops** Hor. *Carm.* 2. 2. 13
Pustula rupta tamen nullum **vomit ore cruorem** ("Tubera" 37)	fronte ferit terram et crassum **vomit ore cruorem** Verg. *A.* 10. 349
	concidit et mixtum spumis **vomit ore cruorem** Verg. *G.* 3. 516
Frustra per divos, per qui **genuere parentes** ("Fames" 27)	per te, per qui te talem **genuere parentes** Verg. *A.* 10. 596
Eripiunt subito ex oculis **spectacula rerum** (*De peste variolis vulgo dicta*, fol. 64r)	admiranda tibi levium **spectacula rerum** Verg. *G.* 4. 3
qua se cumque refert plena **furore** vomit ("Elegia I" 10)	**qua se cumque furens** medio tulit agmine virgo Verg. *A.* 11. 762
non **retinet** rigido bruma **perusta gelu** ("Elegia I" 14)	me **tenet**, adstricto terra **perusta gelu** Ov. *Tr.* 3. 4b. 2(48)
forma **supervacuos** progenitura **metus** ("Elegia II" 58)	saepe **supervacuos** cogit habere **metus** Ov. *Pont.* 2. 7. 6
contingitque meos **ultima meta** dies ("Elegia III" 10)	raditur hic elegis **ultima meta** meis Ov. *Am.* 3. 15. 2

in vanum nec erat fabula ficta jocum ("Elegia IV" 76)	**non est in vanum fabula ficta iocum** Tib. 3. 4. 68
Illico praesentes me **verso pollice** damnant ("Elegia VI" 7)	munera nunc edunt, et **verso pollice** vulgus Juv. 3. 36
Picta habeo **maculis internigrantibus** ora ("Elegia XI" 71)	adsimulant **maculis internigrantibus** albae Stat. *Theb.* 6. 336

La mayoría de las veces interpretamos la presencia de los fragmentos en un sentido poético-musical, a fin de facilitar la construcción métrica y, en consecuencia, con un importante valor sonoro; este seguramente favorecía también el reconocimiento por parte de lectores versados en los autores clásicos y la sensación de familiaridad. En ciertos lugares, los préstamos no parecen ir más allá de un proceso de reminiscencias inconscientes (Pigman, 1990, p. 200),[47] como sucede con el particular caso de "Phlebotomia" 1-2, donde, al describir la escena del barbero que lleva a cabo la sangría, Molina reproduce una parte de un verso de Marcial (11. 58. 5) –quizás aprendida a través de una fuente indirecta– a pesar del marco erótico del epigrama:

Ecce venit **tonsor, cui stricta novacula** dextram
  instruit, in carnes ingeniosa meas[48] ("Phlebotomia" 1-2).

Quid si me **tonsor, cum stricta novacula** supra est
  tunc libertatem divitiasque roget?[49] (Mart. 11. 58. 5).

Conviene señalar que en este conjunto de referencias hay un autor que destaca por sobre los demás: Ovidio. Molina deja plasmada su admiración ya en el título de *De Conceptionis urbis ruina*, donde agre-

[47] "It is impossible to believe that all of the repetitions are conscious, much less significant, and often a reader, deafened by the roar of the echo chamber, feels incapable of finding a signal in all that noise. I would hazard the guess that a large proportion of the repetitions is due to coincidence and unconscious reminiscence –large enough, in any event, to raise doubts about 'imitations' and 'borrowings'. Coincidence probably plays a greater role in poetry than prose, for metre often constrains the choice of words and their position in the line. But on the other hand, metre facilitates memorization, and I suspect that many phrases come unconsciously to the neo-Latin poet because they fit the required metrical pattern, somewhat in the manner of the Homeric formulae".

[48] "Aquí viene el barbero, a quien la navaja empuñada le equipa / la diestra hábilmente contra mis carnes".

[49] "¿Qué podría hacer si el barbero, cuando la navaja está abierta en el aire me pide entonces la libertad y la hacienda?". Traducción de Enrique Montero Cartelle.

ga a su nombre el del poeta latino: "Ioannis Ignatii Ovidii Molinae opuscula elegiaca". Tanto en *De peste variolarum* como en *De peste variolis vulgo dicta* identificamos un número importante de préstamos del autor de *Tristia*. Y también es posible encontrar otros vínculos y referencias, como la que se mencionó acerca del "primado" en la composición elegíaca que contiene la segunda redacción, o la alusión, en "Tubera", al "otro Nasón" que tendrá que cantar la metamorfosis del enfermo producto de las pústulas de la viruela:[50]

> Iam mea paulatim mutari membra videntur;
>   ossa petrae fiunt, terra fit aegra caro.
> Saxa habeo, quid enim restat? Montescere coepi,
>   Atlas in Lybico qualiter ille solo.
> Iam metamorphosin Naso meditabitur alter,
>   qua, plectente deo, mons abiisse canar ("Tubera" 25-30).

> Ahora parecen transformarse poco a poco mis miembros.
> Mis huesos se vuelven rocas; mi carne enferma se vuelve tierra.
> Tengo rocas, ¿qué resta, pues? He comenzado a volverme monte,
> así como Atlas en el suelo libio.
> Ya compondrá un nuevo Nasón una metamorfosis
> en la que seré cantado como alguien que, golpeado por un dios, se volvió monte.

Un último recurso que quisiéramos destacar en lo que respecta a la construcción del corpus elegíaco corresponde al de las alusiones mitológicas. Así, por ejemplo, la referencia a Atlas (y algo más adelante a Níobe) en el contexto de la mutación del cuerpo en el fragmento recién citado, o la presencia de divinidades y sitios asociados a la inspiración poética –Apolo y las Musas, la región de Pieria y el monte Helicón– en diversos lugares del texto. Sin embargo, el marco de la enfermedad y el dolor harán que el imaginario predominante sea aquel vinculado al inframundo y la muerte: acompañando a la descripción de la fiebre aparecen, en ambas redacciones, los ríos Flegetonte y Aqueronte, los lagos ténaros, el Tártaro, el Etna, Júpiter y Tifón, o, a propósito de la sed, la comparación con Tántalo incapaz de beber debido al castigo divino.

[50] Ingleheart se refiere a este rasgo característico de la poesía de Ovidio con el término "self mythologization", y lo presenta como un recurso rico en posibilidades de imitación: "Ovid again and again presents himself and his exilic circumstances in terms which recall the fates of characters from mythology, and in particular from his own massive compendium of Graeco-Roman myth, the epic *Metamorphoses*" (2011, p. 18).

Molina se inserta en la tradición neolatina, pues, mediante procedimientos que abarcan la lengua misma, la incorporación de *auctoritates* y las referencias al universo mitológico grecolatino, pero acomodando los materiales a su propia realidad y motivaciones y entrelazándolos con otros elementos, para finalmente dar lugar a una visión única de la enfermedad. Ahora bien, *De peste variolis vulgo dicta* deja la impresión de un trabajo más reposado que *De peste variolarum*, resultado de un mayor cuidado a nivel estilístico y de un dominio más profundo de la lengua latina. En este paso, sin embargo, se pierde una parte de la fuerza descriptiva que caracteriza a la primera redacción: la búsqueda de efectividad en el relato de la enfermedad es sustituida por la preocupación por el texto en cuanto objeto poético.

El tema: la viruela

> From the birth of civilization, smallpox was a destructive force so powerful that it was given the status of a god. Until the nineteenth century, it was the Angel of Death that stood over the lottery of life, sweeping down on one person in three and killing up to half of its victims. During the twentieth century, it remained untreatable and so dangerous that the corpses of its victims were wrapped in heavy polytene and cremated in a sealed coffin filled to the brim with sawdust and gallons of industrial disinfectant. Throughout its lifetime, smallpox was loathed and feared for the terrible legacies of disfigurement and blindness that it inflicted on those who escaped death. Some survivors killed themselves rather than live with their mutilated faces; even in the 1960s, mirrors were routinely removed from the rooms of female patients suffering a severe attack. Finally, smallpox has left behind a memory so terrifying that the world's last experimental samples of the virus are locked away behind the same level of security precautions that protect against the unleashing of a nuclear strike.
>
> Gareth Williams, *Angel of Death. The Story of Smallpox*, xvii

El tema elegido por Molina para sus elegías difícilmente puede ser indiferente a un lector moderno. La viruela, que en el mundo británico recibió el nombre de "ángel de la muerte" y que actualmente sobrevive solo en un par de muestras de carácter experimental, causó estragos entre sus víctimas, produciendo el deceso de la mitad de los contagiados y dejando a otros tantos con severas secuelas: un diez por ciento quedaba "desfigurado" y en muchos casos producía también la ceguera (Williams, 2001, pp. 21-23).

Al continente americano llegó con los conquistadores, y los primeros episodios registrados datan de comienzos del siglo xvi. En el capítulo XXXIII de su *Historia*, Góngora Marmolejo señala que arribó a Chile con Pedro de Villagra en 1561:

> Francisco de Villagra, después que desembarcó en La Serena, parescía venir prenosticando al reino mal agüero, y que de su venida les había de venir mucho mal en general a todos, porque, en desembarcando, se inficionó el aire de tal manera que dio en los indios una enfermedad de viruelas, tan malas, que murieron muchos de toda suerte, que fue una pestilencia muy dañosa, y por ella decían los indios de guerra que Villagra, no pudiendo sustentarse contra ellos, como hechicero había traído aquella enfermedad para matarlos, que de cierto murieron muchos de los de guerra y de paz.

El siglo xviii fue particularmente duro para la población de Europa y la América hispana en términos epidémicos por la acción de la *variola maior*. En Chile se produjeron veintinueve brotes, que afectaron a diversos centros urbanos (Caffarena, 2016, p. 42). Las primeras inoculaciones se llevaron a cabo en 1765 (Caffarena, 2016, p. 108), mientras que la vacuna llegó recién en 1805, a cargo del fraile de la Orden de San Juan de Dios Pedro Manuel Chaparro (Caffarena, 2016, p. 144).[51]

El hecho de que Molina utilice la primera persona para referirse a la enfermedad constituye, como hemos señalado, un aspecto especialmente notable de su obra. Tales testimonios poéticos son, en palabras de Shuttleton, "understandably scarce" debido a la alienación social y el trauma que la enfermedad genera en sus víctimas.[52] El mismo investigador indica que era frecuente que a los enfermos les sacaran los espejos de las habitaciones para que no pudieran ver sus rostros, y algunos sobrevivientes incluso preferían quitarse la vida antes que seguir con su nueva apariencia. De los diversos ejemplos de textos literarios centrados en la viruela que estudia en el ámbito británico,[53] menciona solo dos obras –también del siglo xviii– con tales características.

Si bien la finalidad del jesuita no es, en primera instancia, científica, los detalles que entrega permiten identificar diversas características de la enfermedad[54] y su tratamiento; sus descripciones de

[51] Para un panorama detallado acerca de esta enfermedad en Chile, véase *Viruela y vacuna*, de Paula Caffarena, especialmente la introducción y el primer capítulo, que abordan los antecedentes y el siglo xviii. También Costa-Casaretto (1979a y 1979b) ofrece informaciones relativas al contexto médico de las elegías.

[52] "The early-modern archive provides many accounts of smallpox by professional clinical observers but where are the autopatographies? Where are the first-hand accounts of succumbing to the disease which might reveal to us what it felt like to endure the socially isolating ordeal of contracting smallpox and how this self-alienating trauma actually impacted upon the survivor's sense of their own identity? Such neglected accounts are understandably scarce" (Shuttleton, 2007, p. 41).

[53] Sabemos igualmente de otra obra neolatina muy cercana a la nuestra en términos temporales: se trata de *Varis*, de Gadso Coopman (1783), editada por Dirk Sacré.

[54] Los síntomas coinciden bastante a su vez con el diagrama que hace Williams de la viruela (fig. 1.4). Llama la atención, sin embargo, la diferencia que existe entre ambas redacciones respecto de la duración de la enfermedad: mientras que en *De peste variolarum* se habla de veintitrés días ("recibí mis ropas [...], que llevaban sin mí veintitrés días"), en *De*

cortes, vendajes o, como aquí, la preparación del enema, bien podrían ser parte de una descripción médica:[55]

Saepe probat gustu ne sal qui molliat absit;
saepe probat tactu ne nimis urat aqua.
Exercetque tubum implendo vacuandoque rursus,
atque aures strepitu percutit ante meas.
Cum iam tempus erat, pellem supponit ovinam,
et terga averso praecipit ore dari.
Utque locum tenuit syphunculus ille tacendum,
fortiter impellit fulminis instar aquam.
Quae penetrat tortis sinuatibus intima ventris,
et trahit et volvit viscera tota vagans.
Transit ubi quadrans turpi desido cathedra
et lasano fracto tristia membra loco.
Torrentisque modo quidquid susceperat alvus
proiicit, et multo faenore reddit onus.
Attamen haud desunt comitantes saepe tenasmi
et medico crepitus debita dona meo ("Clysteria" 5-20).

Reiteradamente comprueba con el gusto que no falte sal que ablande;
reiteradamente comprueba con el tacto que no hierva demasiado el agua.
Y prueba el tubo llenándolo y vaciándolo de vuelta,
y lo golpea con estrépito delante de mis oídos.
Cuando ya ha llegado el momento, coloca una piel de oveja
y ordena que, dado vuelta, le dé la espalda.
Y cuando aquel tubo ocupa el lugar que se debe callar,
fuertemente empuja el agua como si fuera un rayo.

peste variolis vulgo dicta se alude a catorce ("Estas [las ropas], vuelto el cielo dos veces siete soles [es decir, catorce días], habían cesado de juntarse con su amo").

55 A este respecto resulta interesante hacer referencia a la función anestésica que Haskell, en el contexto de los poemas de Francastoro y Strozzi (este último refiere las propiedades laxantes del chocolate), atribuye a esta clase de fragmentos: "Though such metaphors may seem in bad taste, we should reflect that Francastoro was writing not just for the humanist connoisseur of Latin poetry, nor just for the dispassionate scientist, but also for those of his readers who were sufferers of the disease. The poeticization of the repellent thus has an anaesthetic, as well as an aesthetic, function" (2003, p. 96).

Esta penetra, a través de retorcidas curvaturas, las profundidades del
[vientre,
y circulando de un lado a otro arrastra y revuelve todas las vísceras.
Cuando pasa un cuarto de hora me siento en la vergonzosa silla
y ubico mis tristes miembros en una vasija quebrada.
Y a modo de un torrente el estómago expulsa todo lo que
había recibido, y con mucha ganancia devuelve la carga.
Y, por cierto, no faltan los tenesmos, que con frecuencia acompañan,
y los ruidos, regalos adeudados a mi médico.

El corpus de Molina permite establecer, entonces, un cierto panorama sanitario de la época, que se encuentra en línea con tratados contemporáneos, como el *Tratado completo de calenturas* de Luis Joseph Pereira (1768) o la *Disertación físico-médica* (1784) de Francisco Gil, que, de hecho, plantea la necesidad de los mismos tratamientos presentados en el corpus elegíaco:

> …y en este estado es quando comienza a abrirse la escena con horripilaciones, a que se sigue la calentura aguda inflamatoria con laxitud flemonosa, dolor gravativo de cabeza, ojos encendidos, sueños turbados, y alguna vez interrumpidos con espantos y delirios, náuseas y vómitos. […] cuyos síntomas obligan a hacer prontas y copiosas evacuaciones de sangre […]. En estos enfermos se encuentra pulso frecuente, lleno o tirante, respiración caliente, corta y fatigosa, calor excesivo y general, orina encendida, sed intensa, la lengua árida e impura, y agudos dolores de cabeza, espalda, lomos y piernas. […] debe ser abundantemente sangrado el enfermo, para evitar las consecuencias de la disposición inflamatoria. […] En todo acontecimiento se procurará mover el vientre a los enfermos con lavativas emolientes y atemperantes […] (1784, pp. 128-133).

La descripción de procedimientos como la sangría ("Phlebotomia"), el enema ("Clysteria"),[56] o la situación de abrigar en exceso al enfermo y tenerlo en una habitación del todo cerrada y con poco alimento, reflejan la llamada terapia cálida, mediante la cual se sometía al enfermo a "procedimientos como la transpiración, la restricción en la circulación del aire en la pieza en que se encontraba y la casi total privación de líquido" (Caffarena, 2016, p. 58), y cuyo antecedente es la noción hipocrática de que el supuesto exceso de sangre se debe enfrentar aliviando al cuerpo de ella.[57] Este tratamiento, si bien

[56] El registro de estos dos tratamientos, que ha llegado a nosotros a través de la primera redacción, también debe haber formado parte del primer libro –extraviado– de *De peste variolis vulgo dicta*.

[57] "...the Hippocratic notion, later embroidered by Rhazes, that fever was caused by an excess of blood, the 'heating humour'. This could be relieved by making the patient sweat, which also dragged the contagion of smallpox to the skin where it could be safely expelled. So the fire was stoked up, the windows and doors shut and the victim tightly wrapped

tenía sus detractores, todavía era practicado en los territorios hispanoamericanos durante las últimas décadas del siglo xviii (Caffarena, 2016, p. 63).

En Chile, que dependía del Protomedicato del Virreinato del Perú,[58] después de 1720 todos los hospitales contaban con médicos residentes, y poco después de 1740 se desempeñaban más de diez médicos y cirujanos a lo largo del país (Cruz-Coke, 1995, p. 188). Ahora bien, las elegías de Molina ofrecen una imagen específica de los agentes de la medicina, caracterizada por la barbarie y la ignorancia.[59] En este contexto, el médico[60] recibe el apelativo de "cíclope"[61] y es objeto de alusiones despectivas a su práctica basada en el uso de hierbas:

> Occurrit medicus lusca de gente cyclopum,
> buglossis curat qui mala cuncta suis.
> Ut videt, ut quaerit quidquid patiorque feroque;
> venter utrum doleat, discrucietne caput,
> ardeat an tergum, siccatane lingua prematur:
> quaeque aiunt medici, quaeque rogare solent.
>
> Acude un médico, de la tuerta raza de los cíclopes,
> que cura todos los males con sus buglosas.

in blankets –even if this tore open the fragile pustules. Some experts insisted that the bedding must not be changed until recovery; [...] If sweating was inadequate, it could be forced with various herbs and toxic metal salts. 'Heat therapy' ruled until the mid-seventeenth century, when favour swung to the opposite extreme of the 'cold therapy' introduced by Thomas Sydenham" (Williams, 2001, p. 35).

58 Recién en 1786 se independiza el Protomedicato de Chile (Laval, 1958, p. 23).

59 Como indica Williams, el acceso a los médicos, debido al trabajo muchas veces informal de estos, aumentaba las posibilidades de morir (2001, p. 40). Así, en el siglo xviii, surge en Europa la idea de una "policía médica" destinada a controlar y mejorar la salud de la población para poder mantener los niveles de productividad, que involucra también una lucha contra charlatanes y curanderos.

60 No se señala el nombre del médico, pero podría tratarse de Ignacio de Jesús Zambrano, segundo catedrático de Prima de Medicina de la Universidad de San Felipe, que había obtenido su grado de bachiller en Lima y el de doctor en la Universidad de San Felipe en 1756. Laval indica que fue "médico a sueldo del Colegio Máximo de San Miguel que poseían los jesuitas en Santiago" (1958, pp. 112-113).

61 Adviértase el paralelo con la figura del médico tuerto que aparece en las sátiras de Juan del Valle y Caviedes, como "A un médico tuerto": "Tuerto dos veces, por vista / la una y la otra por ciencia, / pues en la endiablada tuya / nunca haces cosa a derechas. / No llames siempre ante-ojos / a los que traes, porque a medias / ante-tuerto has de llamarlos, / pues la mitad está a ciegas. / Si no tienes más que un ojo / ociosa está una vidriera; / parece remedio tuvo / por cosa que no aprovecha. / Sin embargo eres el rey / en la medical ceguera; / si todos a ciegas curan tú no, / que curas a tuertas [...]".

¡Cómo mira, cómo pregunta cada cosa que padezco y estoy
[experimentando!
Si acaso me duele el estómago o si me mortifica la cabeza,
si me arde la espalda o se me contrae reseca la lengua
–cosas que dicen los médicos, cosas que suelen preguntar–
("Medicus visitat" 1-6).

Y si bien no contamos con el primer libro de la segunda redacción, en la primera elegía de *De peste variolis vulgo dicta* se alude también a este personaje, en los mismos términos de desprecio:

Quid meus unoculus cyclops nunc cogitat aut quam
in tantis poenis nunc mihi praestat opem?
Nil hic buglossi tam dira incendia contra,
nil hic quae blaterat turgida verba valent ("Elegia I" 77-80).

¿Qué piensa ahora mi cíclope de un ojo, o qué
ayuda me presta ahora, en medio de tan grandes penas?
Aquí no hay buglosa alguna contra tan feroces incendios,
nada valen aquí las hinchadas palabras que aquel parlotea.

Con mayor desdén aún se habla de los encargados de la sangría y el enema, descritos como individuos bárbaros y crueles[62]. En "Phlebotomia", el barbero es presentado como un ser feroz y de rostro terrible –conviene destacar que Molina se refiere a él como "el indio"– y en "Clysteria", respecto del encargado del enema, se leen versos caracterizados por la ira debido a su actividad vejatoria. En este marco, es digna de atención la referencia al padre Benito Feijoo (1676-1764) en "Phlebotomia" 23, única mención explícita en el corpus elegíaco a alguna autoridad médica o científica contemporánea. El benedictino desarrolla en su *Teatro crítico universal* diversas ideas relativas a la imperfección del arte médico, entre ellas, a la práctica de la sangría como algo nocivo y "barbarie" ("Medicina" VI 32) y al daño producido por la purga, "la otra pierna de la Medicina" ("Medicina" VII 37).

En *De peste variolis vulgo dicta*, sin embargo, Molina incorpora una figura que modifica radicalmente este punto de vista: en la "Elegia VI", que no posee un paralelo exacto en la primera redacción, encontramos agradecidas palabras a un tal Vanchermann, un *chirurgus germanus* según la nota al pie que acompaña

[62] Hasta avanzado el siglo XIX todavía recaían en los barberos labores no solo prácticas, como las sangrías y el tratamiento de las heridas, sino también la facultad de recetar medicinas (Stolberg, 2011, p. 62).

al nombre. Se trata del hermano Ludwig Karl Wanckermann (1723-1770), apotecario, médico y cirujano proveniente de Bamberg, Alemania, que trabajó en la botica de la Compañía de Jesús en Santiago[63] y que se desempeñó como cirujano en el Colegio Máximo entre 1751 y 1753 –el mismo padre procurador Carlos Haimhausen elogia sus tratamientos y aptitudes para sanar–, y entre 1755 y 1764 como "acompañante de las personas que están partiendo" ("Begleiter der ausgehenden Personen", en Müller, 2005, p. 429):

Et prae maestitia periissem forsitan ante
  quam me lethali carperet ungue lues,
Vanchermanne, ultro ni tempestivus adesses,
  pollicitus vitam te dare posse mihi:
protinus ingentem repleri cantharon unda,
  meque haurire jubes pocula quanta volam.
[...]
tale mihi auxilium modo, Banchermanne, fuisti,
  dum me suffuso vivere rore facis:
quamque mihi torvo custodes ore negarant,
  ipse salutarem reddere es ausus aquam.
Quo suavi amissae redeunt lenimine vires
  vitaque iam vetitum fota reprendit iter.
Tu mihi es Aeneas, qui me opportunus ab atro
  Ciclopis prompta subripis ore manu.
Ille necem assiduo nobis fervore procurat,
  fontibus ablatis tetraque fata vocat ("Elegia VI" 17-22 / 47-56).

Y quizás habría muerto por la tristeza antes de que
la peste me atrapara con su mortal garra,
Wanckermann, si no te hubieses presentado a tiempo y por propia
[iniciativa,
asegurando que podías darme la vida:
enseguida ordenas que se llene una gran jarra con líquido
y que beba cuantas copas quiera.
[...]
así fuiste ahora de ayuda para mí, Wanckermann,

[63] En palabras de Cruz-Coke, "el establecimiento científico y terapéutico más importante de la historia colonial chilena" (1995, p. 153). Laval le dedica un trabajo completo, *Botica de los jesuitas de Santiago* (1953).

por cuanto me hiciste vivir con el líquido vertido:
tú mismo osaste devolverme el agua salvífica
que los custodios me negaban con rostro amenazador.
Con este dulce alivio vuelven las fuerzas perdidas
y la vida retoma ahora, protegida, el viaje que estaba prohibido.
Un Eneas para mí eres tú, que con mano pronta
me sacas a tiempo de la negra boca del cíclope.
Con persistente ímpetu procura él nuestra muerte,
y al llevarse las fuentes atrae a los abominables hados.

La inclusión de Wanckermann resulta central, pues Molina señala que es él, con sus tratamientos, y específicamente con la indicación de que beba líquido en abundancia, quien finalmente le salva la vida. Al contrario del médico tuerto, a quien en esta redacción se le critica en varias ocasiones el haber negado el agua tan necesaria para la mejoría,[64] Wanckermann habría aplicado la llamada terapia "fría", que comenzó a utilizarse en el transcurso de la última parte del siglo xviii y cuyo método era "permitir al enfermo hidratarse y alimentarse de modo de no perder la vitalidad" (Caffarena, 2016, p. 58).[65]

Estos versos, pues, entregan descripciones precisas que familiarizan al lector con los procedimientos sanitarios del xviii y sus particularidades, y que incluso le permiten adoptar una postura crítica frente a las diferentes prácticas y sus actores. El componente emotivo, sin embargo, no se pierde, y la experiencia individual se mantiene como hilo conductor en medio de contenidos desafiantes a nivel

[64] "Elegia I" 81-86: "Tantum aberit saevos ut mitiget ille calores / ut flammas flammis accumulare volet. / Protinus occludi praeceperit arctius ambas / ne venti obrepat parvula stilla fores, / et super imponi mihi subsidiaria plura / stragula, et auferri siquid habemus aquae". ["Él estará tan lejos de mitigar los inhumanos calores / como agregar llamas a las llamas querrá. / De inmediato ordenará que más firmemente sean cerradas / ambas puertas, para que no entre ni una pequeña gota de viento, / y que me pongan encima más mantas de refuerzo / y, si tenemos algo de agua, que se lo lleven".]
"Elegia IV" 1-4: "Seu mihi furtivo lapsus molimine ventus / obfuit, ut cyclops credere noster amat, / seu potius gratae nocuit penuria limphae, / dum me mortifero comprimit igne sitis". ["Ya si un viento que sobrevino en furtivo esfuerzo / me ha perjudicado, como nuestro cíclope gusta de creer, / ya si más bien me ha dañado la falta del grato líquido / al comprimirme la sed con su mortal fuego,...".]

[65] Ciertamente, llama la atención que Molina opte recién en *De peste variolis vulgo dicta* por incluir la figura del boticario alemán en contraposición al "cíclope" con su tratamiento. Una posible explicación sería que, ya en Europa, el jesuita se hubiese familiarizado con las diferencias entre ambas terapias, lo que le habría permitido incorporar el contenido a sus versos. Jaramillo (1976, p. 59), por su parte, plantea que el silencio respecto del *chirurgus* en la primera redacción responde a su actuación "totalmente extralegal".

poético. Así, Molina lleva por momentos al género elegíaco a terrenos no previstos, abordando temas que tocan los límites de lo decoroso y que ponen a prueba los criterios de la poesía como vehículo del *delectare*.

Chilensis Molina

En el inicio del verso 49 de "Deliria", en *De peste variolarum*, encontramos una significativa enmienda. Durante un enfrentamiento entre españoles y franceses que forma parte de la descripción de las alucinaciones producto de la fiebre, el yo poético utiliza el término *Hispanus* para referirse a sí mismo; sin embargo, este es reemplazado por *Chillenus* por la segunda mano. En *De peste variolis vulgo dicta*, el nombre de Juan Ignacio Molina va acompañado del mismo gentilicio.

Se ha destacado el vínculo estrecho que el autor tiene con su tierra natal y cómo este se proyecta en su obra. Objeto explícito de sus trabajos científicos de madurez, también se presenta en los temas que elige para buena parte de su poesía neolatina, como el terremoto en Concepción y los ríos de Chile. En lo que respecta a *De peste variolarum* y *De peste variolis vulgo dicta*, tanto el territorio chileno como sus habitantes se manifiestan en diversos lugares, aunque uno destaca particularmente: en el contexto de la sed producida por la enfermedad, la necesidad urgente de agua deviene en un viaje imaginario[66] que lleva al lector por los ríos y localidades del centro-sur de Chile, bien conocidas por Molina por ser las tierras de su infancia y juventud. En línea con la tradición del *hodoeporicon*,[67] el paso poético por estas tierras puede leerse en términos consolatorios –y esto más claramente en la segunda redacción–, aunque la imagen idílica y el alivio del sufrimiento se ven constantemente debilitados por la tensión que genera la enfermedad.

En *De peste variolarum*, el recorrido, que forma parte de la elegía "Sitis", va desde el Maipo (río que pasa por la zona sur de Santiago) hasta el Itata (actual región de la Araucanía), atravesando localidades

[66] La alusión a los ríos también está presente en la literatura clásica, donde cumplía una función tanto geográfica como de ornamento literario (Fantham, 1992, p. 155). De la tradición latina en verso, antecedentes cercanos podrían ser el *Bellum civile*, de Lucano (2. 403 ff.), y *Mosella*, de Ausonio, que gozó de considerable fama póstuma. Este último contiene un viaje que posee ciertas similitudes con Molina: ahí, aparte de la invocación al río, se alude a los techos, se habla de pintar los paisajes y de las viñas, y se describen los afluentes.

[67] El tópico del viaje (*hodoeporicon*) aparece igualmente en las elegías autobiográficas del humanismo y suele presentarse como deseo o sueño del poeta de viajar a las tierras de su niñez como consecuencia del desencanto de la alienación, la distancia y el malestar de vivir en un lugar extraño (Urban-Godziek, 2005, p. 96).

como San Fernando, Curicó, Talca –zona natal de Molina– y Concepción-Penco. Un catálogo detallado y, al menos en lo que respecta al orden de los ríos, coincidente con la topografía real. En medio de sus elegías, Molina traza un mapa en que los nombres se ven acompañados por otras informaciones: así, por ejemplo, nos habla, a veces mediante personificaciones, de las corrientes lodosas del Maipo, las "gargantas de Merunge" y el flujo encajonado del río, el gran caudal del Maule, la fertilidad de los campos o la condición vitivinícola de algunas zonas. Se percibe, pues, una exaltación de la geografía local, que por momentos incluso relega al yo a un plano secundario:

En Rioclarillum, claris qui dictus ab undis
  pingit agros multa fertilitate suos.
Hac Fernandopolim regalem nomine solum
  discretis cingit Tinguiririca vadis.
Non ita post tumido quaerit Tenus aequora cursu,
  hinc illinc multas et rigat ille casas.
Lontua saxifragis decorat Curicunta fluentis,
  cumque Teno in pontum, iam Mataquitus, abit.
Iam prope Talcensis cernuntur culmina terrae,
  montibus a notis aura secunda venit.
Hic Rioclarus adest, merito qui nomen adeptus;
  Lyrcaio occurrens nomen opesque rapit.
Iam nos Talca vocat surgentibus inclyta tectis,
  Talca iuventutis conscia prima meae.
Ad latus et medio fluviis formosa duobus
  frigescit, quorum suavior ille fluit.
Ah, quoties, oculis liquidas mirantibus undas,
  consumsi totum conspiciendo diem! ("Sitis" 25-42).

Y he aquí el Rioclarillo, que, habiendo tomado el nombre por sus claras corrientes,
pinta sus campos con mucha fertilidad.
Por aquí el Tinguiririca, con sus aguas separadas,
rodea a San Fernando, real solo en cuanto al nombre.
No mucho después busca el Teno el mar con curso hinchado,
y aquí y allá riega él muchas cabañas.
El Lontué decora Curicó con sus caudales que quiebran las rocas,
y con el Teno sale al mar, llamado ahora Mataquito.
Ya cerca se ven las cimas de la zona de Talca;
una brisa favorable viene desde las conocidas montañas.

Aquí está el río Claro, que merecidamente ha recibido el nombre;
se une al Lircay y toma su nombre y su fuerza.
Ya nos llama Talca, famosa por sus elevados techos:
Talca, primera confidente de mi juventud.
Ella, hermosa, es enfriada por dos ríos, uno al costado
y otro en medio, de los que el primero fluye más suave.
¡Ah, cuántas veces admiraron mis ojos sus puras corrientes
y consumí todo el día contemplándolas!

Ahora bien, en *De peste variolis vulgo dicta*, donde incluso encontramos la mención a una distancia en millas ("Elegia II" 87), a los versos en torno a Chile se suma, como hemos señalado antes, un recurso que interpretamos como una evidencia de la escritura desde Europa y dirigida a un público no versado en asuntos americanos. Se trata de la incorporación de notas explicativas al pie[68] que dan cuenta de diversos aspectos del territorio y que recuerdan tanto al *Saggio sulla storia naturale del Chili* (1782) como al *Saggio sulla storia civile del Chili* (1787). Mediante estas describe, en primer lugar, hitos geográficos y localidades. Por ejemplo, al referirse a la zona de Curicó agrega una nota en que explica que Curicó es una ciudad cercana al río Lontué y cómo el río Mataquito se forma a partir de la confluencia de este último y el Teno; o, algo más adelante, señala que el caudal del río Maule se ve aumentado por numerosos ríos tributarios:

24. Curicus, oppidum in Maulica prope Lontuam flumen, qui commixtus Teno Mataquiti nomen accipit.

24. Curicó, ciudad en la región del Maule cerca del río Lontué, que al juntarse con el Teno recibe el nombre de Mataquito.

29. Maulis, inter chilenos fluvios fere princeps, 16. amnium aquis auctus in mare Pacificum influit.

29. El Maule, que casi ocupa el primer lugar entre los ríos chilenos, desemboca en el océano Pacífico incrementado por las aguas de 16 cursos.

Igualmente vemos indicaciones relativas a la flora local que recuerdan a las descripciones presentes en sus obras mayores. En la elegía antes citada aparecen también notas relativas a dos árboles de Chile central, el temu y el peumo:

68 *De peste variolarum* también contiene, como se ha señalado, algunas notas, pero estas son escasas en comparación con la segunda redacción y su función se limita principalmente a aspectos biográficos.

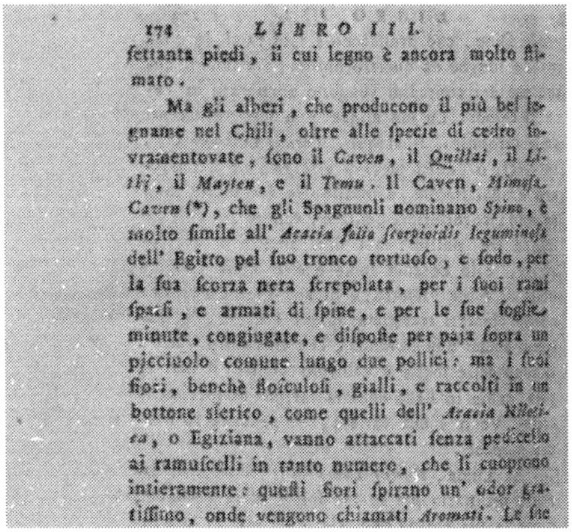
174 LIBRO III.
ſettanta piedi, il cui legno è ancora molto ſtimato.
Ma gli alberi, che producono il più bel legname nel Chili, oltre alle ſpecie di cedro ſovramentovate, ſono il *Caven*, il *Quillai*, il *Lithi*, il *Mayten*, e il *Temu*. Il Caven, *Mimoſa Caven* (*), che gli Spagnuoli nominano *Spino*, è molto ſimile all' *Acacia folio ſcorpioidis leguminoſa* dell' Egitto pel ſuo tronco tortuoſo, e ſodo, per la ſua ſcorza nera ſcrepolata, per i ſuoi rami ſpaſſi, e armati di ſpine, e per le ſue foglie minute, congiugate, e diſpoſte per paja ſopra un picciuolo comune lungo due pollici: ma i ſuoi fiori, benchè floſculoſi, gialli, e raccolti in un bottone ſferico, come quelli dell' *Acacia Nilotica*, o Egiziana, vanno attaccati ſenza pedicello ai ramuſcelli in tanto numero, che li cuoprono intieramente: queſti fiori ſpirano un' odor gratiſſimo, onde vengono chiamati *Aromati*. Le ſue

[Fig. 5]
Saggio sulla storia naturale del Chili (1782), p. 174.

27. Themus, arbor chilensis folio subviridi, odorifero, flore candido plerunque luteo aliquando.

27. Temu, árbol chileno de hoja verde pálido, fragante, de flor blanca la mayoría de las veces y en ocasiones amarilla.

30. Peumus, arbor procera foliis nigricantibus, baccisque olivae non absimilibus, ad ripas huius fluvii frequentissima est.

30. El peumo, árbol alto de hojas negruzcas y con frutos similares a la oliva, con frecuencia crece junto a la orilla de este río.

Finalmente, Molina agrega notas de carácter histórico-etnográfico. Hacia el final de la sección de los ríos, después de la aparición del Biobío, límite entre las tierras "hispanas" y las "araucanas", comenta algunas de las figuras más importantes del pueblo mapuche:

37. Caupolicanus, dictator Araucanus praestantissimus. Colocolus magister equitum insignis eiusdem Caupolicani. Floruere saeculo 16.

37. Caupolicán, muy eminente líder araucano. Colo Colo, insigne lugarteniente del mismo Caupolicán; florecieron en el siglo xvi.

38. Antuguenus, dictator Araucanus. Leuthrarus, dictator itidem Punico Annibali tum astutia et scientia militari, tum rebus egregie gestis minime postponendus. Floruere sub finem saeculi 16.

38. Antegüeno, líder araucano. Lautaro, también líder que de ninguna manera debe ser colocado tras el cartaginés Aníbal, tanto por su astucia y conocimiento militar como por las acciones excelentemente realizadas. Florecieron en el siglo xvi.

40. Moris est apud Araucanos, et universim apud omnes Indos, ut variolis infectos cum tota familia et domo urant ne contagium vagetur, quod horrendam stragem, sicubi diffusum est, edere inter illos solet.

40. Es costumbre entre los araucanos, y generalmente entre todos los indios, que los enfermos de viruela con toda la familia y la casa sean quemados para que el contagio no se propague, porque suele causar un horrible estrago entre ellos si se ha propagado por alguna parte.

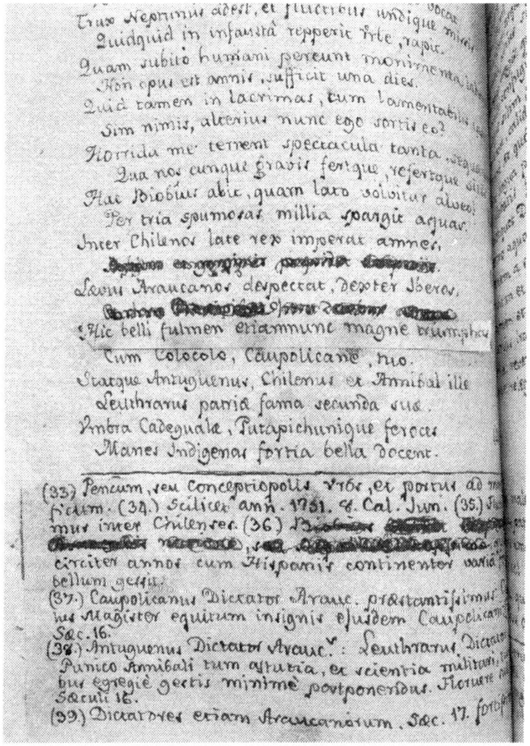
Trux Neptunus adest, et fluctibus undique…
Quidquid in infausta repperit Urbe, rapit.
Quam subito humani pereunt monimenta…
Non opus est annis, sufficit una dies.
Quid tamen in lacrimas, cum lamentabilis…
Sim nimis, alterius nunc ego sortis eo?
Horrida me terrent spectacula tanta…
Qua nos cumque gravis fertque, refertque…
Hac Biobius abit, quam lato volvitur alveo…
Per tria spumosas millia spargit aquas.
Inter Chilenos late rex imperat amnes,
Laevus Araucanos despectat, dexter Iberos,
Hic belli fulmen etiamnunc magne triumphas
Cum Colocolo, Caupolicane, tuo.
Statque Antuguenus, Chilenus et Annibal ille
Leuthraeus patria fama secunda sua.
Umbra Cadegualae, Putapichunique feroces
Manes Indigenas fortia bella docent.

[Fig. 6]
De peste variolis vulgo dicta, fol. 67v.

Así pues, mientras que en *De peste variolarum* el ámbito chileno se da por conocido –o al menos no se percibe una necesidad de aclarar el marco referencial–, en *De peste variolis vulgo dicta* la situación es diferente: la presencia de elementos cercanos al discurso científico y la intención de dar a conocer parte de la realidad americana aproxima esta segunda redacción al Molina de los *Saggi*. En línea con las obras del exilio, *De peste variolis vulgo dicta* ciertamente admite una lectura a la luz de la idea de las "narrativas alternas" de América, de carácter patriótico (Cañizares-Esguerra, 2007, p. 24), y de las controversias científicas en las que se ven involucrados los jesuitas exiliados, propiciadas por el intercambio en el Viejo Mundo, que se traducen en la creación de obras en respuesta a los ataques ilustrados europeos (Cañizares-Esguerra, 2007, p. 359 ff.; Orrego, 2011, pp. 963-965).

Edición, traducción y notas[69]

Hemos optado por presentar ambas redacciones, *De peste variolarum* y *De peste variolis vulgo dicta*, por separado, debido a las considerables diferencias que existen entre una y otra, y al valor y contexto individual de cada una de ellas. Un aparato de variantes, al tiempo que complejo y abultado, habría implicado privilegiar uno de los textos. Los fragmentos comunes se encuentran indicados en notas al pie en *De peste variolis vulgo dicta*.

Hay que señalar que el latín de Molina es, en general, apegado a las formas clásicas. No se caracteriza por una presencia marcada de fenómenos propios de la producción neolatina del ámbito colonial,

[69] Para la edición de textos neolatinos y sus particularidades respecto de la tradición relativa a los textos clásicos véanse, por ejemplo, los trabajos de Deitz (1998; 2017) y Sidwell (2017).

probablemente debido a la formación letrada del jesuita y a tendencias gráficas ya más asentadas en el siglo xviii. Entre los rasgos que identificamos[70] están los siguientes:

- Vacilación, como resultado de la monoptongación, en la representación gráfica de los diptongos *ae* y *oe*, ya sea adoptando esa forma, ya como *e caudata* (*ę*), o bien simplificados en una *e*. La misma irregularidad se traduce en algunas inclusiones incorrectas, como por ejemplo en *conopaeo* ("Febris" 7), *foelicia* ("Elegia IX" 45) y *paestis* ("Elegia XI" 53).
- Equivalencia entre las grafías *y* e *i* como representación del fonema /i/. Así, por ejemplo *sylvas* ("Elegia IV" 17).
- Uso de *j* en lugar de *i* cuando se representa la semiconsonante; el rasgo no se encuentra del todo asentado en *De peste variolarum*, pero es constante en la segunda redacción. Así, en *De peste variolarum* se lee tanto *jussus* ("Sanitas" 2) como *iactat* ("Febris" 33), mientras que en *De peste variolis vulgo dicta* encontramos *jussu* ("Elegia VIII" 12), *jactet* ("Elegia VIII" 53) y *ejusdem* ("Elegia VIII" 4)[71], por ejemplo.
- El uso irregular de la *h* sin valor fonemático, ampliamente documentado en latín y español, no se produce en posición inicial en los textos editados y solo ocurre a nivel intervocálico en un particular *cahos* ("Elegia III" 56; "Elegia XI" 26). Sí identificamos, en cambio, la presencia vacilante de la *h* en grupos consonánticos cultos, con una mayor tendencia a agregarla que a suprimirla: así, *pulcra* ("Elegia I" 76), *cathedra* ("Clysteria" 15), *thoro* ("Medicus visitat" 14) –aunque también *toro* ("Deliria" 12) y *torum* ("Elegia I" 90)–, *Radamanthe* ("Elegia IV" 72), *chare* ("Sanitas" 25; "Elegia VII" 27), *lethali* ("Elegia I" 60) y *exhuberat* ("Elegia II" 75).
- Casos puntuales son *nuncius* ("Elegia VI" 16) –único ejemplo en las obras estudiadas de la variación *ti*/*ci* presente ya en latín medieval– y la vacilación en la representación del grupo /ks/ en *arx-arcs* ("Elegia II" 135).

Hemos optado por mantener estas vacilaciones –a excepción de la *e 'caudata'* (*ę*), que transcribimos como *ae* para simplificar la lectura– por ser reflejo del uso del autor y estar en consonancia con los textos neolatinos de la época.

[70] Estos rasgos por lo general ya están documentados en el latín tardío y medieval; véanse las descripciones de Harrington (1997) y Sidwell (1995), por ejemplo. Para una descripción de los rasgos del latín en textos coloniales, véase el trabajo de Eichmann en torno al latín de Charcas (2010).

[71] *De peste variolarum* contiene dos enmiendas con tinta posterior en la palabra *eiice* ("Deliria" 25-26), donde el trazo de la primera *i* es prolongado para formar una *j* y dejar *ejice*.

En lo que respecta a la puntuación, el texto es consistente en su uso, aunque desde una perspectiva actual puede resultar algo excesiva, especialmente en la utilización de la coma; por ejemplo, una coma antecede siempre a palabras que llevan la partícula copulativa *-que* y a todas las cláusulas de relativo. Si bien hemos intentado intervenir lo menos posible el texto en este ámbito, en algunos casos simplificamos con el fin de hacer más llana la recepción.

Conviene destacar asimismo el uso de marcas gráficas –común en manuscritos e impresos de la Compañía de Jesús– en determinadas vocales, con una motivación probablemente diacrítica y en algunos casos métrica. Ejemplos son *largâ* ("Praefatio" 14), *quâ* ("Praefatio" 22), *manûs* ("Phlebotomia" 6), *immundâ* ("Elegia I" 36), *meô* ("Elegia I" 46), *valdè* ("Praefatio" 15), *graecè* ("Timores" 13), *intrò* ("Deliria" 24), *blandè* ("Elegia I" 71). Nos hemos inclinado por no reproducir este rasgo para evitar confusiones de lectura.

En cuanto al uso de mayúsculas, el autor suele aplicarlas a sustantivos comunes, especialmente relativos a personas, con un aparente fin enfático. Así, por ejemplo, *Orbe* ("Medicus visitat" 33; "Elegia VIII" 25), *Medicus* ("Praefatio" 7), *Tonsor* ("Phlebotomia" 1) o *Sacerdos* ("Medicus visitat" 27; "Elegia IV" 13). Igualmente se encuentran mayúsculas en personificaciones, gentilicios y otros términos específicos, como el *Ergo* ("Indicia pestis" 2) de la disciplina filosófica. Nuestra edición regulariza estas formas según las normas actuales, a excepción de los nombres asociados a deidades y los gentilicios, en los que se mantiene la mayúscula.

Las intervenciones en el texto se presentan mediante corchetes [], mientras que aquellos lugares en los que no ha sido posible conjeturar una lectura son indicados con un asterisco*.

***

La presente traducción de *De peste variolarum* y *De peste variolis vulgo dicta* es la primera que se hace de ambos textos al español de manera independiente. El trabajo de Rodolfo Jaramillo Barriga, *Elegías latinas de la viruela, 1761*, hasta el momento la única referencia en lengua española, combina libremente la traducción de las dos redacciones[72] en un solo registro[73] que se intercala con lo que el investigador llama 'comentario crítico': si bien destacamos el valor que ha tenido esta traducción para la

[72] Señala Jaramillo que dispone de un "texto depurado de ambas elegías" gracias a la colaboración del padre Juan Rüssenberg y de la profesora Camila Laureani de Borghesi (1976, p. 37).

[73] Tal decisión es fundamentada por el investigador en los siguientes términos: "De otra parte, ello se complica por tratarse de dos poemas paralelos o, mejor dicho, de dos versiones de un mismo poema. Si poseyéramos el texto completo de la versión ampliada, parecería lógico seguir esta. Habiendo desaparecido el manuscrito del Libro I de dicha obra y teniendo la versión original aspectos tan relevantes (a veces más) que la parte disponible de aquella, el único camino valedero es seguir el plan común a las dos elegías e ir extrayendo de ambas los puntos de mayor valor" (1976, p. 37).

difusión de la obra de Molina en el ámbito chileno e hispanoamericano, es poco satisfactoria desde una perspectiva enfocada en la transmisión metódica de la fuente. Por otra parte, Claudio Costa Casaretto (1979b, p. 1142) señala que el profesor Genaro Godoy había trabajado en una traducción de la que incluso cita algunos fragmentos, pero no llegó a publicarse y no hemos podido obtener más noticias al respecto. Finalmente, existe una atenta traducción (no acompañada por el original latino) de *De peste variolarum* al inglés hecha por John Murphy y publicada junto al trabajo de Charles Ronan (2003).

Nuestra entrega, antes que una propuesta con valor literario propio, busca ser apegada a la fuente y facilitar su lectura y comprensión. En la medida de lo posible, procuramos respetar la sintaxis del original. Si bien hemos intentado conservar las unidades de contenido abarcadas por los dísticos, en algunas ocasiones ha sido preciso modificar la puntuación respecto del texto editado para no perder la legibilidad en español. Asimismo, nos hemos propuesto reproducir la variedad léxica y amplia sinonimia presente en el escrito de Molina, utilizando circunstancialmente términos menos familiares; del mismo modo, mantenemos las repeticiones.

***

Tanto el texto latino como el texto en español llevan un aparato conciso de notas dirigido a allanar el proceso de lectura.

En el primer caso las notas dan cuenta de particularidades del manuscrito y de las correspondencias entre el texto de Molina y sus fuentes latinas.[74] Además, cumplen una función aclaratoria en el caso de las grafías que puedan prestarse para ambigüedades y de otros aspectos notables. Cabe mencionar que ambos manuscritos poseen enmiendas que dan cuenta de una conciencia respecto de la corrección gramatical de la lengua latina, sobre todo en lo que atañe al uso de los casos: así, por ejemplo, *Ignatii* en cuanto corrección de *Ignatius* en el título de *De peste variolarum*, *meas* en lugar de *meis* en "Phlebotomia" 2, o *his* [...] *Themis* en lugar de *hos* [...] *Themos* en "Elegia II" 40. Hemos optado por no dejar constancia de estas modificaciones salvo en casos excepcionales.

En el caso de la traducción, las notas son en lo fundamental de carácter explicativo. Aquellas relativas al mundo grecolatino, sobre todo las de alcance mitológico, han sido elaboradas a partir de tres repertorios: *New Pauly*, de Brill, *Oxford Classical Dictionary* y *Oxford Latin Dictionary*.

Utilizamos las abreviaturas *ms.* para "manuscrito", *cf.* para "confróntese" y *s. v.* para "*sub voce*". Los fragmentos comentados en notas al pie que tienen una extensión considerable son abreviados mediante una raya (—). Si, en cambio, se pretende aclarar solo algunos elementos de un fragmento, se utilizan puntos suspensivos (…) para dar cuenta de la sección omitida. Las referencias a las fuentes latinas siguen

[74] Este trabajo se llevó a cabo mediante la revisión de la base de datos *Library of Latin Texts* (LLT), de Brepols, y el posterior cotejo con ediciones reconocidas, especialmente *Oxford Classical Texts* y *Bibliotheca Teubneriana*.

la nomenclatura del *Oxford Latin Dictionary*. En los restantes casos señalamos el nombre completo de la obra seguido por la ubicación específica del fragmento citado.

Bibliografía

Alvar Ezquerra, Antonio, "La elegía latina entre la República y el siglo de Augusto", *Historia de la Literatura Latina*, ed. Carmen Codoñer, Madrid, Cátedra, 1997, pp. 191-212.

Azevedo, Emanuel de, *Ars poetica exemplis illustrata*, Venecia, apud Haeredes Constantini, 1781.

Blaise, Albert, *Lexicon Latinitatis Medii Aevii*, Turnhout, Brepols, 1975.

Bömer, Franz, *P. Ovidius Naso, Metamorphosen, Kommentar*, Heidelberg, Winter, 2008.

Brañes, María José, "Letras latinas en Chile colonial", *Historia crítica de la literatura chilena*, vol. I, ed. Stefanie Massmann, Santiago de Chile, LOM, 2017, pp. 395-408.

— "Las imágenes del miedo en *De peste variolarum*, de Juan Ignacio Molina. *Affectus, evidentia, scientia*", *Colonial Latin American Review*, 31, 2022a, pp. 274-290.

— "Juan Ignacio Molina y sus elegías neolatinas sobre la viruela: variaciones criollas de un género clásico", *Hipogrifo*, 10.2, 2022b, pp. 423-440.

Bravo, Bartolomé, *De arte poetica, in quo primum de syllabarum dimensione, ac versificandi ratione agitur, deinde de optimo genere poematis*, Metymnae a campo, Iacobus a Canto, 1596.

Briesemeister, Dietrich, "El latín en la Nueva España", *Historia de la literatura mexicana desde sus orígenes hasta nuestros días. La cultura letrada en la Nueva España del siglo XVII*, coord. Raquel Chang-Rodríguez, Ciudad de México, Siglo XXI, 2002, pp. 524-548.

Briones Toledo, Hernán, *El abate Juan Ignacio Molina: ensayo crítico-introductorio a su vida y obra*, Santiago de Chile, Andrés Bello, 1968.

— "Las Elegías a la ruina de Concepción del abate Juan Ignacio Molina y González. Presentación, traducción y notas", *Limes* 5-6, 1993-1994a, pp. 200-223.

— "Las Elegías a la ruina de Concepción del abate Juan Ignacio Molina y González. Presentación, traducción y notas", *Limes* 7-8, 1993-1994b, pp. 148-166.

Caffarena, Paula, *Viruela y vacuna. Difusión y circulación de una práctica médica. Chile en el contexto hispanoamericano 1780-1830*, Santiago de Chile, Universitaria, 2016.

Cañizares-Esguerra, Jorge, *Cómo escribir la historia del Nuevo Mundo*, Ciudad de México, Fondo de Cultura Económica, 2007.

Castillo Didier, Miguel, "El abate Molina y su poema 'Sobre los ríos de Chile'", *Anales de Literatura Chilena*, 26, 2016, pp. 99-113.

Charrier, Reynaldo y Francisco Hervé, "El abate Juan Ignacio Molina: una vida dedicada a la historia natural y civil del Reino de Chile", *Revista de la Asociación Geológica Argentina*, 68, 2011, pp. 445-463.

Chiaramonti, Gabriella, "Le 'Storie' americane dei gesuiti espulsi: Juan Ignacio Molina tra amore per la verità e passione per la patria cilena", *La presenza in Italia dei gesuiti iberici espulsi. Aspetti religiosi, politici, culturali*, ed. Ugo Baldini y Gian Paolo Brizzi, Bologna, CLUEB, 2010, pp. 465-493.

Contreras, Alejandra, "La enseñanza jesuita en Chile colonial: sus colegios, universidades y una aproximación a sus métodos y contenidos", *Revista Historia de la Educación Latinoamericana*, 22, 2014, pp. 35-50.

Costa-Casaretto, Claudio, "Juan Ignacio Molina (Huaraculén 1740-Bolonia 1829), fundador de la patografía y de la autopatografía en Chile", *Revista Médica de Chile*, 107, 1979a, pp. 1053-1061.

— "La descripción de la viruela –su viruela– por el estudiante jesuita Juan Ignacio Molina (1761)", *Revista Médica de Chile*, 107, 1979b, pp. 1141-1151.

De Beer, Susanna, "Elegiac poetry", *Brill's Encyclopaedia of the Neo-Latin World*, ed. Ph. Ford, J. Bloemendal y Ch. Fantazzi, Leiden/Boston, Brill, 2014, pp. 387-397.

Deitz, Luc, "Editing Sixteenth Century Latin Prose Texts: a Case Study and a Few General Observations", *Editing Texts, Texte Edieren*, ed. Glenn W. Most, Göttingen, Aporemata, 1998, pp. 141-164.

— "The Tools of the Trade: A Few Remarks on Editing Renaissance Latin Texts", *Humanistica Lovaniensia*, 54, 2005, pp. 345-58.

Du Cange, Charles du Fresne, *Glossarium Mediae et Infimae Latinitatis*, Bologna, Arnaldo Forni, 1982. Recurso electrónico: <http://ducange.enc.sorbonne.fr>.

Eichmann Oehrli, Andrés, "El latín en Charcas-Bolivia (1580-1825)", *América Latina y lo clásico*, vol. 2, ed. Giuseppina Grammatico, Antonio Arbea y Luz Edwards, Santiago de Chile, Universidad Metropolitana de Ciencias de la Educación, 2003.

— "Pronunciación del latín en América: testimonios de Charcas (siglos xviii-xix)", *Classica Boliviana. Actas del V Encuentro Boliviano de Estudios Clásicos*, La Paz, Plural, 2010, pp. 191-206.

Espinoza, Januario, *El abate Molina: uno de los precursores de Darwin*, Santiago de Chile, Zig-Zag, 1946.

Figueroa Zúñiga, Marcos, "El gentilicio para los habitantes de Chile en Juan Ignacio Molina", *Revista de Crítica Literaria Latinoamericana*, 67, 2008, pp. 95-110.

Fontecilla Larraín, Arturo, *El abate Molina y Parmentier*, Santiago de Chile, s/n, 1929a.

— *El abate Juan Ignacio Molina*, Santiago de Chile, Imprenta Cervantes, 1929b.

Ford, Philip, Jan Bloemendal y Charles Fantazzi (eds.), *Brill's Encyclopaedia of the Neo-Latin World*, Leiden/Boston, Brill, 2014.

Fraschini, Alfredo, Marcela Suárez y Luis Sánchez (eds.), *Literatura neolatina en el Río de la Plata. Antología bilingüe*, Villa María, Universidad Nacional de Villa María, 2009.

Fuenzalida Caro, Catalina, "Apología del pueblo chileno: contexto e implicaciones del discurso de Juan Ignacio Molina", *Estudios Humanísticos, Historia*, 8, León, Universidad de León, 2009, pp. 225-247.

Gale, Monica, "Didactic Epic", *A Companion to Latin Literature*, ed. Stephen Harrison, Hoboken, Wiley-Blackwell, 2017, pp. 101-115.

Gibson, Roy, "Love Elegy", *A Companion to Latin Literature*, ed. Stephen Harrison, Hoboken: Wiley-Blackwell, 2017, pp. 159-173.

Gil, Francisco, *Disertación físico médica en la cual se prescribe un método seguro para preservar a los pueblos de viruelas hasta lograr la completa extinción de ellas en todo el reino*, Madrid, Joachin Ibarra, 1784.

Glare, Peter Geoffrey William (ed.), *Oxford Latin Dictionary*, Oxford, Clarendon Press, 1982.

Góngora Marmolejo, Alonso, *Historia de todas las cosas que han acaecido en el Reino de Chile y de los que lo han gobernado*, ed. Miguel Donoso, Madrid/Frankfurt, Iberoamericana/Vervuert, 2010.

González, José Antonio, *La Compañía de Jesús y la ciencia ilustrada: Juan Ignacio Molina y la historia natural y civil de Chile*, Antofagasta, Universidad Católica del Norte, 1993.

Hachim Lara, Luis, "De la Historia moral a la Historia civil en el *Compendio de la Historia Civil del Reyno de Chile* (1787) del abate Juan Ignacio Molina", *Literatura y lingüística*, 19, Santiago de Chile, Universidad Católica Silva Henríquez, 2008, pp. 21-37.

— "El jesuita Juan Ignacio Molina y el pensamiento crítico", *Historia crítica de la literatura chilena*, vol. I, ed. Stefanie Massmann, Santiago de Chile, LOM, 2017, pp. 325-335.

Hampe, Teodoro (comp.), *La tradición clásica en el Perú Virreinal*, Lima, Universidad Nacional Mayor de San Marcos, 1999.

Hanisch, Walter, *Itinerario y pensamiento de los jesuitas expulsos de Chile: 1767-1815*, Santiago de Chile, Andrés Bello, 1972.

— *Juan Ignacio Molina, sabio de su tiempo*, Santiago de Chile, Nihil Mihi, 1976a.

— *Un ataque dieciochesco a Juan Ignacio Molina*, Santiago de Chile, Nihil Mihi, 1976b.

— "El latín durante la colonia", *Semanas de estudios romanos*, Santiago de Chile, Andres Bello, 1987.

— "Juan Ignacio Molina, el primer científico chileno", *Juan Ignacio Molina y sus Obras*, Talca, Universidad de Talca, 1999.

Hanisch, Walter y Charles Ronan, *Epistolario de Juan Ignacio Molina*, Santiago de Chile, Editorial Universitaria, 1979.

Haskell, Yasmin y Raphaëlle Garrod (eds.), *Changing Hearts: Performing Jesuit Emotions between Europe, Asia and the Americas*, Leiden/Boston, Brill, 2019.

Haskell, Yasmin. "Latinitas Iesu: Neo-Latin Writing and the Literary-Emotional Communities of the Old Society of Jesus", *The Oxford Handbook of the Jesuits*, ed. Ines Zupanov, Oxford, Oxford University Press, 2019, pp. 553-574.

— *Loyola's Bees: Ideology and Industry in Jesuit Latin Didactic Poetry*, Oxford, Oxford University Press, 2003.

Harrington, Karl Pomeroy, *Mediaeval Latin*, Chicago, The University of Chicago Press, 1962.

Helmer, Ángela, *El latín en el Perú colonial. Diglosia e historia de una lengua viva*, Lima, Universidad Nacional Mayor de San Marcos, 2013.

Hunter, Richard, "Greek Elegy", *The Cambridge Companion to Latin Love Elegy*, ed. Thea Thorsen, Cambridge, Cambridge University Press, 2013.

IJsewijn, Josef, *Companion to Neo-Latin Studies*, Part I, Leuven, Leuven University Press, 1990.

Ingleheart, Jennifer, *Two Thousand Years of Solitude: Exile After Ovid*, Oxford, Oxford University Press, 2011.

Jaramillo Barriga, Rodolfo, "El abate Juan Ignacio Molina, primer evolucionista y precursor de Teihard de Chardin", *Mapocho*, 3/2/8, Santiago de Chile, 1965, pp. 37-53.

— "Memorias de historia natural: segunda fase de la obra escrita por Molina (1812-1822)", *Revista Universitaria*, 52/30, Santiago de Chile, Universidad Católica de Chile, 1967, pp. 85-104.

— "La teoría antropológica del abate Juan Ignacio Molina sobre el primitivo poblamiento del continente Americano (1821) y su comprobación por la ciencia del siglo xx", Santiago de Chile, Universidad Católica de Chile, 1969, pp. 145-154.

— *Elegías latinas de la viruela [1761]*, comentario crítico y traducción castellana de Rodolfo Jaramillo Barriga, Santiago de Chile, Nihil Mihi, 1976.

Jiménez Berguecio, Julio, *El abate Molina: humanista clásico y sabio cristiano*, Santiago de Chile, Universidad Católica de Chile, 1974.

Knight, Sarah y Stefan Tilg (eds.), *The Oxford Handbook of Neo-latin*, Oxford: Oxford University Press, 2015.

Labrador, Carmen, "Estudio histórico-pedagógico", *La Pedagogía de los jesuitas, ayer y hoy*, ed. Eusebio Gil, Madrid, Universidad Pontificia de Comillas, 1999, pp. 23-56.

Laird, Andrew, "Latin and the New World", *Brill's Encyclopaedia of the Neo-Latin World*, ed. Ph. Ford, J. Bloemendal y Ch. Fantazzi, Leiden/Boston, Brill, 2014, pp. 821-832.

— "Colonial Spanish America and Brazil", *The Oxford Handbook of Neo-latin*, ed. Sarah Knight y Stefan Tilg, Oxford, Oxford University Press, 2015, pp. 525-540.

Latham, Ronald Edward, *Revised Medieval Latin Word-List*, Oxford, Oxford University Press, 1980.

Laval, Enrique, *Botica de los jesuitas de Santiago*, Santiago de Chile, Asociación Chilena de Asistencia Social-Stanley, 1953.

— *Noticias sobre los médicos en Chile en los siglos xvi, xvii y xviii*, Santiago de Chile, Universidad de Chile-Centro de Investigación de Historia de la Medicina, 1958.

Ledermann-Dehnhardt, Walter, "El abate Molina, la viruela... y también Darwin", *Revista Chilena de Infectología*, 38, 2021, pp. 254-259, <https://dx.doi.org/10.4067/S0716-10182021000200254>.

Lepe-Carrión, Patricio, "La idea de 'raza' en Juan Ignacio Molina, en el contexto de la disputa del Nuevo Mundo y la emergencia del mito nacional", *Andamios*, 12, 2015, pp. 285-314.

Library of Latin Texts, Turnhout, Brepols, 2009, <https://www.brepols.net/series/LLT-O#publications>.

Lucano, *De Bello Civili*, Book II, ed. Elaine Fantham, Cambridge, Cambridge University Press, 1992.

Luck, Georg, *The Latin Love Elegy*, London, Methuen, 1969.

Lucrecio, *De rerum natura. De la naturaleza*, trad. Eduard Valentí Fiol, Barcelona, Acantilado, 2012.

Ludwig, Walther, "Die neuzeitliche lateinische Literatur seit der Renaissance", *Einleitung in die lateinische Philologie*, ed. Fritz Graf, Stuttgart/Leipzig, Teubner, 1997, pp. 323-356.

Lyne, Richard, *The Latin Love Poets: From Catullus to Horace*, Oxford, Clarendon Press, 1980.

Medina, José Toribio, *Historia de la literatura colonial de Chile*, Santiago de Chile, Imprenta de la Librería Mercurio, 1978.

Michea, Rodrigo y Daniel Stewart, *Historia del Valle de Codegua*, Rancagua, Mancilla Impresores, 2016, <https://www.academia.edu/43368696/HISTORIA_DEL_VALLE_DE_CODEGUA>.

Moul, Victoria, "Lyric Poetry", *The Oxford Handbook of Neo-latin*, ed. Sarah Knight y Stefan Tilg, Oxford, Oxford University Press, 2015, pp. 41-56.

— (ed.), *A Guide to Neo-Latin Literature*, Cambridge, Cambridge University Press, 2017.

Müller, Michael, "P. Bernhard Havestadt (1714-1781)", *Jesuiten aus Zentraleuropa ins Portugiesisch- und Spanisch- Amerika. Ein bio-bibliographisches Handbuch, Bd. 2: Chile (1618-1772)*, Münster/Westfalen, Aschendorff Verlag, 2005.

Nagy, Gregory, "Ancient Greek Elegy", *The Oxford Handbook of the Elegy*, ed. Karen Weisman, Oxford, Oxford University Press, 2010, pp. 13-45.

Navia Méndez-Bonito, Silvia, "Las historias naturales de Francisco Javier Clavijero, Juan Ignacio Molina y Juan de Velasco", *El saber de los jesuitas, historias naturales y el nuevo mundo*, coord. Luis Millones Figueroa y Domingo Ledezma, Madrid/Frankfurt, Iberoamericana/Vervuert, 2005, pp. 225-250.

Nordenflycht Bresky, Adolfo de, "Paratopía del exilio jesuita americano: Historia natural y narración literaria en Juan Ignacio Molina, Francisco Javier Clavijero y Juan de Velasco", *Acta Literaria*, 40, Santiago de Chile, Universidad de Concepción, 2010, pp. 91-108.

Olivares, Miguel, *Historia militar, civil y sagrada [...] del reino de Chile*, Santiago de Chile, Colección Historiadores de Chile, 1864 [1758].

Opazo, Gustavo, "El abate Juan Ignacio Molina, fundador del Liceo de Talca", *Revista Chilena de Historia y Geografía*, 58, 1927, pp. 261-275.

Orrego González, Francisco, "Juan Ignacio Molina y la comprensión de la naturaleza del Finis Terrae. Un acercamiento desde la historia (cultural) de la ciencia", *Arbor*, 187, 2011, pp. 961-976, <https://doi.org/10.3989/arbor.2011.751n5012>.

— "El 'mundus subterraneus' de Juan Ignacio Molina o el geólogo como economista", *Asclepio*, 67, Madrid, 2015, pp. 112, <https://doi.org/10.3989/asclepio.2015.30>.

— "Juan Ignacio Molina y la información global. Un Sagiattore del 'Finis Terrae' (1782-1810)", *Vencer la distancia*, 2017, <http://distancia.hypotheses.org/1035>.

— "El huevo o el fango. Juan Ignacio Molina ¿'Precursor' del evolucionismo moderno?", *Darwin y el darwinismo desde el sur del sur*, ed. Gustavo Vallejo, Marisa Miranda, Rosaura Ruiz Gutiérrez y Miguel Á. Puig-Samper, Aranjuez/Buenos Aires/Bernal/Ciudad de México: Doce Calles/Consejo Nacional de Investigaciones Científicas y Técnicas/Universidad Nacional de Quilmes/Universidad Nacional Autónoma de México, 2018, pp. 75-98.

Osorio Romero, Ignacio *et al.*, *La tradición clásica en México*, Ciudad de México, Universidad Nacional Autónoma de México, 1991.

Pereira, Luis Joseph, *Tratado completo de calenturas*, Madrid, Imprenta de Antonio Marín, 1768.

Pigman, G. W., "Neo-Latin Imitation of the Latin Classics", *Latin Poetry and the Classical Tradition*, Oxford, Clarendon Press, 1990, pp. 199-210.

Prieto, Luis, "¿Cómo se llamaba la madre del Abate Molina?", *Revista Chilena de Historia y Geografía*, 19, 1915, pp. 365-368.

Rojas Mix, Miguel, *El fin del milenio y el sentido de la historia, Manuel Lacunza y Juan Ignacio Molina*, Santiago de Chile, LOM, 2001.

Ronan, Charles, *Juan Ignacio Molina: The World's Window on Chile*, New York, Lang, 2002.

— "Juan Ignacio Molina's elegy, 'De peste variolarum', and the Chilean Smallpox Plague of 1761: A Personal Account", *Colonial Latin American Historical Review*, 2003, pp. 59-83.

Saldivia, Zenobio, "Juan Ignacio Molina, primer científico chileno", *Humanidades em foco*, 2, 2004.

Salinas, Augusto, "El abate Molina y la ciencia de su época", *Universum*, Talca, Universidad de Talca, 1998, pp. 211-226.

Scarry, Elaine, *The Body in Pain. The Making and Unmaking of the World*, Oxford, Oxford University Press, 1985. Edición Kindle.

Shuttleton, David, *Smallpox and the Literary Imagination 1660-1820*, Cambridge, Cambridge University Press, 2007.

Sidwell, Keith, *Reading Medieval Latin*, Cambridge, Cambridge University Press, 1995.

— "Editing Neo-Latin Literature", *A Guide to Neo-Latin literature*, ed. Victoria Moul, Cambridge, Cambridge University Press, 2017, pp. 394-407.

Solano, Francisco de, *Relaciones geográficas del Reino de Chile, 1756*, Madrid/Santiago de Chile, Consejo Superior de Investigaciones Científicas/Universidad Internacional SEK, 1995.

Stolberg, Michael, *Experiencing Illness and the Sick Body in Early Modern Europe*, Hampshire, Macmillan, 2011.

Stroh, Wilfried, "Die Ursprünge der römischen Liebeselegie. Ein altes Problem im Licht eines neuen Fundes", *Poetica: Zeitschrift für Sprach- und Literaturwissenschaft*, 15, 1983, pp. 205-246.

Stuardo, José R., "Trascendencia del primer *Saggio sulla storia naturale del Chili* de J. I. Molina, su traducción, el Compendio anónimo y el Bicentenario", *Atenea*, 495, Santiago de Chile, Universidad de Concepción, 2007, pp. 83-107.

Thorsen, Thea (ed.), *The Cambridge Companion to Latin Love Elegy*, Cambridge, Cambridge University Press, 2013.

Urban-Godziek, Grazyna, "The Topos of *de se aegrotante* in Humanistic Elegiac Autobiography. The Relation of Clemens Janitius' *Tristia* to Petrus Lotichius Secundus *Elegiarum Libri*", *Civitas Mentis*, I, 2005, pp. 92-109.

Vicuña Mackenna, Benjamín, "Noticias inéditas sobre el ilustre chileno don Juan Ignacio Molina" (1870), *Páginas olvidadas*, comp. Ricardo Donoso y Raúl Silva Castro, Santiago de Chile, Nascimento, 1931.

Volk, Katharina, *The Poetics of Latin Didactic: Lucretius, Vergil, Ovid, Manilius*, Oxford, Oxford University Press, 2002.

Williams, Gareth, "Ovid's Exilic Poetry: Worlds Apart", *Brill's Companion to Ovid*, ed. Barbara Weiden Boyd, Leiden/Boston, Brill, 2002, pp. 337-381.

Williams, Gareth, *Angel of Death, The Story of Smallpox*, London, Palgrave Macmillan, 2010.

De peste variolarum / Acerca de la peste de viruelas

[2r] Ioannis Ignatii Molinae Talcopencopolitae[1] De peste variolarum, anno 1761

Liber 1

Praefatio
Ad patrem Xaverium Irarrazabalem

Conscripsi quondam, Xavier praeclare, libellum,
cui titulum et seipsam pestis acerba dedit.
Purgatus nondum solito medicamine, ventum
pertulit,[2] hinc morbo concidit ille gravi.
Ut gnatus curandus erat, lenimina quaedam
applicui, ex aliqua parte refectus adit.
Quippe rudis medicus penitus sanare nequivi,
ne tamen, effeci, tam malus ille foret.
Qualiscunque tamen tibi se dicat ipse, tuumque,
qua licet, inquirit mite patrocinium;[3]
ut quidquid pravum videas, vel debile, demas,
et iussu lucem possit habere tuo.
Nam tibi se facilem praestat Tymbraeus Apollo,
et larga tribuit docta fluenta manu.
Irarrazabalis valde venerabile nomen
dudum apud aonios dicitur esse lares;

[1] *Talcopencopolitae*: tachado *Talco-*. Corresponde a una tachadura posterior, elaborada con otra tinta, que parece ser la misma de la segunda redacción. Esto ha sido comentado por Jiménez (1974, pp. 19-20).

[2] ms., al margen, *Scripsi hunc libellum variolis / aeger in lecto, et antequam / emendarem, amicus eripuit*.

[3] *mite patrocinium*: cf. Ov. *Pont*. 1. 2. 68, *difficilis causae mite patrocinium*.

Acerca de la peste[4] de viruelas, del año 1761, de Juan Ignacio Molina, ciudadano de Talca y Concepción[5]

Libro primero

Prefacio
Al padre Javier Irarrázabal[6]

Hace un tiempo compuse, ilustrísimo Javier, un librito[7]
al que la acerba peste le dio el título y a sí misma.[8]
No depurado todavía por la medicina acostumbrada, padeció
una tormenta,[9] y luego sucumbió a una grave enfermedad.[10]
Había que cuidarlo como a un hijo; le apliqué algunos
lenitivos, y en parte se recuperó.
Lo cierto es que, como médico inexperto, no pude sanarlo totalmente,
aunque conseguí que no estuviera tan mal.[11]
Cualquiera que sea su calidad, él está dedicado, sin embargo, a ti, y,
en lo que se pueda, solicita tu clemente patrocinio;
esto con el fin de que quites cualquier cosa errada o débil que veas,
y por orden tuya pueda ver la luz.
Pues favorable se te presenta Apolo timbreo[12]
y con generosa mano te concede doctos torrentes.
Del muy venerable nombre de Irarrázabal
se dice que hace largo tiempo se encuentra entre los lares aonios:

[4] *peste*: hemos optado por traducir *pestis* como 'peste', "enfermedad contagiosa, ordinariamente mortal, y que causa muchos estragos en las vidas de los hombres y de los brutos" (*Autoridades* 1737).

[5] *de Talca y Concepción*: el manuscrito presenta una enmienda, posterior y con otra tinta (véase nota 1 al texto latino). Jiménez (1974, 19-20, notas 7 y 8) señala que el tachado no debe ser considerado como una retractación inmediata del autor respecto de su ciudadanía. La posibilidad de que las correcciones hayan sido realizadas por el autor mismo hace, de todos modos, que resulte una información relevante. Conviene recordar, asimismo, que en *De peste variolis vulgo dicta* Molina utiliza el gentilicio *Chilensis*.

[6] *Javier Irarrázabal*: se trata del jesuita Francisco Javier Irarrázabal (Santiago, 1711-Imola, 1783). Indica Hanisch que entró a la Compañía en 1726 y enseñó teología durante cuatro años en el Colegio Máximo, donde fue también operario (1972, p. 291).

[7] *compuse... un librito*: Molina se ubica, pues, en la tradición que sitúa la propia obra en el contexto de *minora*, como la elegía o el epigrama. El uso de *libellus* ("librito") y de *parvus liber* ("pequeño libro") está presente en diversos autores; cf., por ejemplo, Catul. 1.1 (*Cui dono lepidum novum libellum*), cuyo *libellum* en posición final lo acerca a Molina, y Ov. *Tr.* 1. 1. 1 (*Parve, nec invideo, sine me, liber, ibis in urbem*).

[8] *a sí misma*: es decir, en cuanto contenido de las elegías.

[9] Nota al margen: "Escribí este librito enfermo de viruelas en cama y, antes de que lo corrigiera, un amigo me lo arrebató".

[10] *Hace un tiempo — grave enfermedad*: en estos versos Molina parece imitar, *mutatis mutandis*, el inicio de *Tristia*: así, mientras que en Ovidio el librito es un exiliado como su autor, en *De peste variolarum* el paralelo está dado por la enfermedad.

[11] *No depurado — tan mal*: interpretamos los versos 3 a 8 como referencias a los avatares del manuscrito: la "tormenta" podría corresponder a una eventual intención de destruir el documento, mientras que los "lenitivos", a una revisión parcial. Más opaca es la referencia a que el librito habría sucumbido a una grave enfermedad: quizás sea simplemente un desarrollo particular del tópico de la falsa modestia, mediante un paralelo entre la imperfección del libro y la del autor.

[12] *timbreo*: el epíteto tiene relación con la ciudad de Timbra, en la Tróade, donde se rendía culto al dios. Cf. Verg. *G.* 4. 323.

sic mihi Calliope dixit, sic fassa Thalia,
cum me sub noctem viseret illa, fuit.
Vidi ego, Pierias dum forte elatus in oras
expatior, sacris illud in arboribus:
effigiemque tuam celsissima laurus habebat,
qua maior Cyrrhae nulla rigatur aquis;
subter erat scriptum: hic est Irarrazabal ingens,
clarior istius gloria dicta chori.
Adde quod ille tibi totum se debuit, ex quo
factus es immerito tu pater ipse mihi.
[2v] Cumque favore tuo subii parnassia templa,
romanoque audax aequore vela dedi.[13]
Dum genus hoc scripti[14] gens caetera barbara spernit,
prosequeris digno solus honore, pater.
Nempe recognoscis maiestas quanta sit eius,
qui lepor, et latiis gratia quanta modis.
Despicitur virtus, quia non cognoscitur illa,
sic quoque romuleis Musa loquuta sonis.
Ast habet haec nimium, si tu decoraris, honoris,
ut facis, ut facias, tempus in omne precor.[15]

[13] *aequore vela dedi*: cf. Ov. *Met.* 15. 176-177, *Et quoniam magno feror aequore plenaque ventis / vela dedi.*

[14] *Dum genus hoc scripti*: cf. Ov. *Tr.* 2. 517, *An genus hoc scripti faciunt sua pulpita tutum.*

[15] *ut facis, ut facias... precor*: cf. Ov. *Pont.* 3. 1. 90, *quod facis, ut facias teque imitere, rogo.*

así me dijo Calíope, así declaró Talía
cuando me visitó durante la noche.[16]
Yo mismo vi, mientras recorría las costas de Pieria[17]
habiendo llegado casualmente ahí, lo siguiente en los árboles sagrados:
un altísimo laurel –ninguno más grande que este
es regado por las aguas de Cirra–[18] tenía tu efigie:[19]
abajo se encontraba escrito "aquí está el gran Irarrázabal,
la gloria que se atribuye a este coro es mayor".
Has de considerar también que él se debe por completo a ti, en cuanto
tú llegaste a ser, sin que yo lo mereciera, un padre para mí.
Y con tu favor subí los templos del Parnaso
y audaz me di a la vela en el mar romano.
Mientras las restantes gentes bárbaras desprecian este género,
tú solo, padre, atiendes a él con justo honor.
Sin duda reconoces cuán grande es su majestad,
cuál su belleza, y cuán grande es el encanto de las melodías del Lacio.[20]
Se desprecia a la virtud porque no se la conoce;
así también a la Musa que habla con los sonidos romúleos.
Pero ella tiene suficiente honor si tú eres dignificado:
ruego que en todo momento obres como obras ahora.

[16] *Así me dijo — visitó durante la noche*: si bien podría tratarse de referencias a intentos poéticos en géneros específicos por parte del poeta, la presencia de Calíope –musa de la poesía épica– y Talía –musa de la comedia– parece aludir aquí a la capacidad de creación poética en términos generales.

[17] *costas de Pieria*: referido a la poesía. Según una parte de la tradición, las musas habitaban Pieria, al norte del Olimpo; en este contexto se utiliza también el adjetivo "pierio" para aludir a algo perteneciente o relativo a estas diosas (cf. Ov. *Pont.* 1. 5. 58).

[18] *Cirra*: puerto de acceso a Delfos.

[19] *Un altísimo laurel... tenía tu efigie*: la imagen, no del todo precisa, podría corresponder tanto a un retrato junto al laurel (cf. emblema CCXI de Alciato) como a que el árbol tuviese la figura del dedicatario.

[20] *Mientras las restantes gentes bárbaras — el encanto de las melodías del Lacio*: Molina hace aquí un encomio de la creación poética en lengua latina y la opone a la barbarie de quienes la menosprecian. Volverá al elogio del conocimiento de las lenguas clásicas en otros lugares de la obra, como *Timores* 11-14, donde, en el contexto de la visión de su funeral, alude a su dominio del griego.

Elegia 1
Indicia pestis

Vix[21] bene Aristotelis per rura inamoena vagabar,
coeperat[22] et curas ergo movere meas,
primus[23] ubi incipiens te, Termine, terminat ardor
tentat et implicitos explicuisse dolos.
Francisci[24] Augusti supra tria lustra Kalendae
septenae, Maiae si numerantur, erant.
Prodigiosa lues[25] Stygiis excita cavernis[26]
invasit corpus nil miserata meum.
Prima caput sensit venientis signa veneni,
suntque sequuta suum caetera membra caput.
In crebros vomitus stomachus consurgit, et ancep[s]
nec bene diffundit, nec bene stare potest.
Languescunt oculi, lucem nam cedere cernunt,
et semel intrandam non procul esse domum.
Lingua aret, torpetque labrum, tergumque calore
horret, et ardores iam tolerare nequit.
Pes labat, et gressus vix vix intermovet ullos,
cumque pede huc illuc debile corpus abit.
Lympha placet, nec lympha placet, nam cruda resistit
quaeque petunt illam viscera, versa vomunt.
[3r] Saeva sitis diro tamen ilia comprimit aestu,
comprimit, et tristes gignit ubique metus.

21 ms., al margen, *Principio meae Logicae.*

22 ms., precede a *coeperat* un llamado –un 2 tachado– que remite al margen, donde se lee *Syllogismus.*

23 ms., al margen, *In quaestione termini logici.*

24 ms., al margen, *Ann. 1761. Kal. Mai. Francisci Rom. Imp. anno 15., et 7. mens.*

25 *Prodigiosa lues*: cf. Ov. *Met.* 7. 523, *Dira lues ira populis Iunonis iniquae.* Con este verso se inicia el relato de Ovidio de la peste de Egina, uno de los ejemplos más conocidos –junto con Tucídides 2. 48-54, Lucrecio 6. 1138-1286 y Virgilio *G.* 3. 474-566– de la relación de epidemias en la literatura antigua.

26 *Stygiis excita cavernis*: cf. Verg. *A.* 3. 214-215, ... *nec saevior ulla / pestis et ira deum Stygiis sese extulit undis.*

Elegía I
Indicios de la peste

Con dificultad[27] erraba yo por los incómodos campos de Aristóteles
y el ergo[28] había empezado a agitar mis preocupaciones,
cuando,[29] al comenzar contigo, término, termina el primer entusiasmo
e intenta dejar a la vista los ocultos engaños.[30]
Habían pasado[31] tres lustros y siete calendas de Francisco
Augusto, si se consideran las de mayo.[32]
Una monstruosa enfermedad, salida de las cavernas estigias,[33]
invadió mi cuerpo sin compasión alguna.
La cabeza sintió las primeras señales del veneno aproximándose,
y los restantes miembros siguieron a su guía.
El estómago se levanta en constantes vómitos y, dudoso,
ni logra aliviarse ni logra mantenerse quieto.
Languidecen los ojos, pues ven que la luz se retira
y que la casa a la que se debe entrar una vez no está lejos.
La lengua se seca y se entorpece el labio, y la espalda por el calor
se estremece y no es capaz de tolerar ya los ardores.
El pie vacila y apenas puede dar algunos pasos,
y junto con el pie el débil cuerpo se mueve de un lado a otro.
El agua agrada, y no agrada el agua, pues, no digerida, se mantiene en su lugar;
y las vísceras que la buscan, luego revueltas la vomitan.
Una violenta sed comprime sin embargo el vientre con un funesto ardor;
comprime, y en todos lados genera tristes miedos.

27 Nota al margen: "Al comienzo de mi Lógica". El comentario alude a la etapa de los estudios filosóficos que estaba cursando Molina, es decir, comenzaba con los estudios superiores del programa de la Compañía. Jiménez (1974, p. 74) indica que entre los años 1761 y 1763 Juan Ignacio Molina estuvo en el Colegio Máximo de San Miguel, en Santiago, dedicado al aprendizaje de la filosofía. Los cursos superiores de la Compañía contemplaban la enseñanza de la lógica, la filosofía natural y la metafísica aristotélicas, así como también matemáticas y teología escolástica basada en las *Summae* de Tomás de Aquino (Casalini, 2019, pp. 157-158).

28 Nota al margen: "Silogismo". Esta aclaración nos lleva a interpretar el "ergo" del verso 2 en un sentido filosófico, como sustantivo referido a la conclusión del razonamiento aristotélico; una conjunción sería posible a nivel de sintaxis en este punto, pero el texto perdería transparencia por la ausencia de sujeto explícito. Murphy, apoyándose en la nota marginal, traduce "lógica": "Scarce well was I wandering through the unpleasant fields of Aristotle when Logic had begun to stir all my concerns".

29 Nota al margen: "En la cuestión del término lógico".

30 *Con dificultad — ocultos engaños*: en estos primeros versos de la elegía, Molina hace una crítica al método aristotélico del silogismo. Se trata de un tema al que el jesuita recurre también en su elegía autobiográfica a Miguel Olivares, refiriéndose a tales estudios como "fatigosos": *His studiis operam navo laboriferis*, "me aplico a estos fatigosos estudios" (Jiménez, 1974, p. 74, n. 117).

31 Nota al margen: "Año 1761, 1 de mayo. Durante el año decimoquinto y el séptimo mes del emperador romano Francisco". La denominación sigue la tradición romana. Molina por lo visto se refiere a Francisco I de Lorena, que fue emperador del Sacro Imperio Romano Germánico entre el 13 de septiembre de 1745 y el 18 de agosto de 1765. Costa Casaretto (1979b, p. 1142) destaca el hecho de que el autor aluda a Francisco y no a Carlos III, quien reinaba entonces en España.

32 *tres lustros — mayo*: es decir, habían transcurrido quince años y siete meses desde el inicio de su reinado.

33 *estigias*: relativas al río Estigia, río principal del inframundo (una laguna en determinadas tradiciones) o, más ampliamente, al infierno en general.

Discedit gustus, desideriumque ciborum,
quaeque voluptatem contulit esca, nocet.
Cumque calor vexet, frigus quoque tela ministrat,[34]
inque vicem et pariter tabida membra terunt.
Quominus arma simul tractent, antiqua simultas[35]
non vetat,[36] in miseros nullus habendus obex.
Sic ego tres soles multo terrore peregi,
quo moles sese verteret illa timens.
Iam[37] Crucis alma dies pulsis devenerat astris[38]
atque aegrum in lectum Crux mea corpus agit.

[34] *tela ministrat*: cf. Luc. 7. 574, *ipse manu subicit gladios ac tela ministrat.*

[35] *antiqua simultas*: cf. Juv. 15. 33, *inter finitimos vetus atque antiqua simultas.*

[36] *non vetat*: cf. Ov. *Pont.* 3. 6. 11, *non vetat ille sui quemquam meminisse sodalis.*

[37] ms., al margen, *Die crucis inventae lecto me recepi.*

[38] *pulsis... astris*: cf. Ov. *Fast.* 5. 159, *postera cum roseam pulsis Hyperionis astris.*

Se van el gusto y el deseo de alimentos,
y la comida que produjo placer hace ahora daño.
Mientras el calor atormenta, suministra también el frío sus dardos,
y, sucesivamente, desgastan mis consumidos miembros por igual.
Su antigua rivalidad[39] no les impide tomar las armas al mismo tiempo:
no debe haber ningún obstáculo a la hora de ir en contra de los desdichados.
Así pasé yo tres días con mucho terror,
temiendo hacia dónde podría volverse esa gran masa.
Ya[40] el santo día de la Cruz, empujados los astros, había llegado,
y mi cruz mueve al cuerpo enfermo hacia el lecho.

[39] *antigua rivalidad*: interpretamos que aquí se alude a la oposición entre el calor y el frío.

[40] Nota al margen: "Caí en cama el día de la Invención de la Cruz". Esta fiesta, que conmemora el descubrimiento de los restos de la Cruz de Cristo por parte de santa Elena, se celebra el 3 de mayo.

Elegia II
Medicus visitat[41] et Eucharistia datur

Occurrit medicus lusca de gente cyclopum,
  buglossis curat qui mala cuncta suis.
Ut videt, ut quaerit quidquid patiorque feroque;[42]
  venter utrum doleat, discrucietne caput,
ardeat an tergum, siccatane lingua prematur:
  quaeque aiunt medici, quaeque rogare solent.
Arreptis manibus pulsum consultat utrunque,
  auguriumque oculo dat fugiente[43] malum.
"Pestis", ait, "dira est, febris teterrima monstrat.
  Caelestem in primis praeparet aeger opem.
Haud mora,[44] suscipiat sacrata viatica caeli
  mittaturque cruor de pede deque manu.
Buglossi foliis tentet sudare quaternis
  seque thoro teneat, nam nimis aura nocet".[45]
Illico tota domus templum tenet aere vocata,
  pronaque devoto concipit ore preces.[46]
Angelicam Xavier fert Irarrazabal escam,
  caetera pars velum, lumina parsque trahit.
[3v] Ut veniunt, poplites flectunt et numen adorant,
  et vultu praebent tristia signa suo.

[41] ms. *Med. vis.*, abreviado. Siguiendo algunos textos de la época podría desplegarse también como *Medici visitatio*, pero hemos optado por una forma más homogénea para el título, con dos verbos.

[42] *patiorque feroque*: cf. Ov. *Met.* 3. 464, *uror amore mei, flammas moveoque feroque*.

[43] *oculo...fugiente*: cf. Cic. *Pis.* 45, *nemo denique civis est... qui vos non oculis fugiat, auribus respuat*.

[44] *Haud mora*: el giro aparece dos veces en inicio de verso en las *Metamorfosis* de Ovidio: 6. 53 y 14. 362.

[45] *aura nocet*: cf. Prop. 2. 4. 12, *huic nullum caeli tempus et aura nocet*.

[46] *ore preces*: cf. Ov. *Pont.* 4. 9. 130, *sidera, sollicito quas damus ore, preces*.

Elegía II
El médico visita y es dada la Eucaristía

Acude un médico,[47] de la tuerta raza de los cíclopes,[48]
que cura todos los males con sus buglosas.[49]
¡Cómo mira, cómo pregunta cada cosa que padezco
y estoy experimentando!
Si acaso me duele el estómago o si me mortifica la cabeza,
si me arde la espalda o se me contrae reseca la lengua
–cosas que dicen los médicos, cosas que suelen preguntar–.
Cogiendo bruscamente mis manos toma ambos pulsos
y, apartando la vista,[50] da un mal presagio.
"Es la peste feroz", dice, "lo muestra esta horripilante fiebre.
Que, ante todo, el enfermo prepare el oficio celestial.
Que reciba el sagrado viático del cielo sin dilación
y que se le extraiga sangre[51] del pie y la mano.
Que procure sudar con cuatro hojas de buglosa
y se mantenga en cama, pues el viento causa mucho daño".[52]
Al punto toda la casa, congregada por la campana, ocupa el templo,
y de rodillas pronuncia sus oraciones con devota voz.
Javier Irarrázabal trae el alimento angélico,
otra parte trae el mantel y otra las velas.
A medida que se acercan, flectan las rodillas y adoran a la divinidad,
y en su rostro dejan ver tristes señales.

[47] *un médico*: es posible que se trate de Ignacio de Jesús Zambrano († 1776), que había obtenido su grado de bachiller en Lima y el de doctor en la Universidad de San Felipe en 1756. Fue "médico a sueldo del Colegio Máximo de San Miguel que poseían los jesuitas en Santiago" y en 1770 pasó a desempeñarse como protomédico (Laval, 1958, p. 113). Conviene destacar que en *De peste variolis vulgo dicta*, "Elegia VI", Molina incluye un extenso elogio al coadjutor Carlos Wanckermann, no mencionado en *De peste variolarum*, que habría sido quien finalmente lo salva de la enfermedad con un tratamiento diferente (véase "Introducción").

[48] *cíclopes*: independientemente de que Molina esté refiriendo que el personaje en realidad tenga un solo ojo, corresponde recordar que la imagen del cíclope, al menos en la tradición homérica (cf. *Od.* 9), posee un matiz de salvajismo y ausencia de ley que también es parte de la construcción de la figura del médico en estos versos. El médico tuerto asimismo aparece, por cierto, en la tradición satírica, siendo Juan del Valle y Caviedes un ejemplo cercano (véase "Introducción").

[49] *buglosa*: corresponde a una planta de flor azulada, hojas alargadas y muy vellosa que se utiliza hasta el día de hoy con fines medicinales. Uno de sus nombres comunes es "lengua de buey". Formaba parte de distintos compuestos que se encontraban entre las existencias de la botica de la Compañía de Jesús, de la que se ha destacado su "caudalosa existencia de drogas y preparados" (Laval, 1953, p. 7).

[50] *apartando la vista*: la traducción literal del latín sería "apartando el ojo". El uso del singular *oculo* refuerza la postura despectiva respecto de la condición del médico.

[51] *se le extraiga sangre*: la referencia es al procedimiento de la flebotomía o sangría, que será descrito detalladamente en la siguiente elegía.

[52] *se le extraiga sangre... procure sudar... se mantenga en cama*: estas prácticas pertenecen a la llamada "terapia cálida", que, como indica Gareth Williams, tenía como objetivo la expulsión de la enfermedad desde el cuerpo mediante la sudoración, la sangría, la no circulación de aire, etc. Dicho tratamiento convivió hasta la última parte del siglo XVIII con la "terapia fría", introducida hacia mediados del XVII, que operaba de modo contrario, ocupándose de la hidratación y alimentación de los pacientes (Williams, 2010, p. 35; citado también por Caffarena, 2016, p. 58) (véase "Introducción").

Praecipue maerent, exemplum hoc tempore rarum,
quos nostri tetigit non simulatus amor.
Qui precor aeternos vivant feliciter annos,[53]
dissimilesque meis, officiisque pares.
Et modo si vitam concedant fata, rependam
quas possim grates, ore bonaque manu.
Accedens lecto munus caeleste sacerdos
porrigit, et nostro ponit in ore Deum.
Accipio, grates et ago, Dominumque saluto,
commendoque animam corde tremente meam.
Et peto terribiles Parcarum conterat iras,
neve sinat nostros tam cito abire dies.
Quod si decretus fuerit dicessus[54] ab orbe,
admissis parcat pro pietate meis.

[53] *feliciter annos*: cf. Sedulio, *Paschale carmen* II, 12, *Cernere nongentos ultra feliciter annos*.

[54] *dicessus* = *discessus*.

Especialmente abatidos están –raro ejemplo en este tiempo–
aquellos a los que ha tocado un amor no fingido hacia nosotros.[55]
Ruego que vivan con felicidad eternos años:
distintos de los míos, a la altura de sus deberes.
Y si solo me conceden la vida los hados, los recompensaré
como pueda, con la palabra y buena mano.
Acercándose al lecho, el sacerdote ofrece el regalo
celestial y pone a Dios en nuestra boca.
Lo recibo, doy también las gracias, y saludo al Señor,
y encomiendo mi alma con el corazón temblando.
Pido también que disipe las terribles iras de las Parcas,[56]
y que no permita que nuestros días se vayan tan rápido.
Pero si estuviera ya decretada mi partida desde la tierra,
que por piedad perdone mis pecados.

[55] En texto se intercalan la primera persona del singular y la primera del plural en las referencias del yo poético a sí mismo. Si bien la variación puede resultar algo confusa en español, hemos optado por mantener este uso en la traducción.

[56] *Parcas*: Cloto, Láquesis y Átropos, las moiras en la tradición griega, controlaban el destino de los seres, representado en un hilo: la primera estaba encargada de hilarlo, la segunda de medirlo y la tercera de cortarlo. En este caso simplemente aparecen como una representación del hado.

Elegia III
Phlebotomia

Ecce venit tonsor, cui stricta novacula[57] dextram
instruit, in carnes ingeniosa meas.
Vultus atrox indi, vox imperiosa, feraque
nulla manu pietas, multaque barbaries.
Claudus[58] adhuc inerat lecto cognatus amicus,
non ita pridem eius victima facta manus.
Pelluvium apponit nudasque exponere plantas
praecipit et lympha proluit ante pedes.
Perfricat immensum veloque astringit utrinque,
et quasi non videam vulnera saeva facit.
Emicat innocuus perfosso tramite sanguis,
et tingit vultus plurima gutta meos.
Bracchia dant nigrum, rubrum pes, nescio causam.
Noscere qui cupiat doctus ab arte sciet.
[4r] Stringitur inde ulcus quam fortius inda valebat
dextera, ne noctu sanguis abire queat[59]
cumque cruore cadat iam iam peritura nec ullo
forsitan aposito vita tuenda modo.
Ah male dispereat quisquis fuit ille ferinus
qui prius emisso sanguine finxit opem.
Editus ille fuit scopulis[60] homicida, tenaxque
occupat illius viscera tota silex.
Quam bene Feiioo venarum quilibet ictus
displicet, et nocuum pluribus esse probat.
Quae natura docet meliora levamina nulla;
omnibus in campis, qui velit, apta tenet.
Non opus est pretio, poscenti dantur inemta,
semper et ex illis provenit alma salus.
Barbariae vicina nimis medicina videtur
quae curat morbos sanguine tincta graves.

[57] *tonsor, cui stricta novacula*: cf. Mart. 11. 58. 5, *quid si me tonsor, cum stricta novacula supra est*. Se trata, por cierto, de un epigrama con un carácter explícitamente erótico.

[58] ms., al margen, *P. Io. Emmanuel Molina meus cognatus, paulo ante ab eodem tonsore claudus factus, cum venas secaret*.

[59] ms. *queat* seguido de punto.

[60] *Editus... scopulis... / silex*: cf. Ov. *Tr*. 3. 11. 3-4, *natus es e scopulis, es pastus lacte ferino, / et dicam silices pectus habere tuum*.

Elegía III
Flebotomía

Aquí viene el barbero,[61] a quien la navaja empuñada le equipa
la diestra hábilmente contra mis carnes.
El rostro terrible del indio, la voz autoritaria, la ninguna
piedad en su mano feroz y la mucha barbarie.[62]
Todavía[63] se encontraba en cama, cojo, un pariente querido,
que hace no mucho se había vuelto víctima de su mano.
Acerca una vasija; ordena que ponga a la vista
mis plantas desnudas y primero baña con agua mis pies.
Frota con enorme fuerza y con una tela amarra de uno y otro lado,
y como si no estuviera yo mirando me hace feroces heridas.
Brota la sangre inocente por el surco cavado
y tiñen mi rostro muchísimas gotas.
Los brazos dan sangre negra, roja el pie; desconozco la causa.
Quien quiera saberlo, lo aprenderá instruido por el arte.
Entonces la herida es comprimida, tan fuerte como la diestra del indio
puede, para que la sangre no pueda salir durante la noche,
y no caiga junto con la sangre mi vida, que está a punto ya de perderse
y que quizás no se va a salvar de modo alguno con una compresa.
¡Ah, que perezca miserablemente quienquiera que haya sido el salvaje
que primero ideó un tratamiento sacando sangre!
Ese asesino salió de las rocas, y un sólido
peñasco ocupa todas sus vísceras.
Cuánto desagrada a Feijoo cualquier herida
de las venas, y prueba que es un daño para muchos.[64]
No hay mejores remedios que los que enseña la naturaleza;[65]
el que quiera, los encuentra apropiados en todos los campos.
No es necesario cumplir con un precio, al que los busca le son dados sin pagar:
de estos siempre proviene una salud vitalizadora.
Demasiado cercana a la barbarie parece la medicina
que teñida con sangre cura las graves enfermedades.

[61] *barbero*: todavía durante el siglo XVIII, e incluso el XIX, los barberos ejercían una serie de funciones en el tratamiento de las enfermedades, entre las que se encontraba la aplicación de sangrías (véase "Introducción").

[62] *rostro terrible — mucha barbarie*: como puede verse, en esta elegía la descripción de la experiencia de la sangría incorpora también una *vituperatio* centrada en los rasgos salvajes del barbero, estableciéndose un paralelo con la figura del médico-cíclope de la elegía anterior y con el encargado de llevar a cabo el enema en el poema que sigue.

[63] Nota al margen: "El padre Juan Manuel Molina, pariente mío, poco antes había quedado cojo por el mismo barbero cuando le cortó las venas".

[64] *Cuánto desagrada a Feijoo — daño para muchos*: la referencia al padre Benito Feijoo (1676-1764) corresponde a la única mención explícita en el corpus elegíaco a alguna autoridad médica o científica de la época de Molina. La presencia del benedictino se entiende, en todo caso, en el contexto de sus frecuentes alusiones a la imperfección del arte médico. Así, en el Discurso quinto ("Medicina") de su *Teatro crítico universal*, se refiere a la práctica de la sangría como algo nocivo y "barbarie" (VI 32), cuyo uso se habría extendido ampliamente por influencia de Galeno, a quien llama "gran patrono de la lanceta" (III 18).

[65] *mejores remedios — naturaleza*: la idea de que había que dejar actuar a la naturaleza para favorecer el restablecimiento del enfermo –sintetizada en la frase *vis medicatrix naturae*– se remonta a la medicina hipocrática, uno de cuyos principios es que los organismos son capaces de curarse a sí mismos.

Et veteres vixere diu plerunque valentes,
nota nec ista illis carnificina fuit.

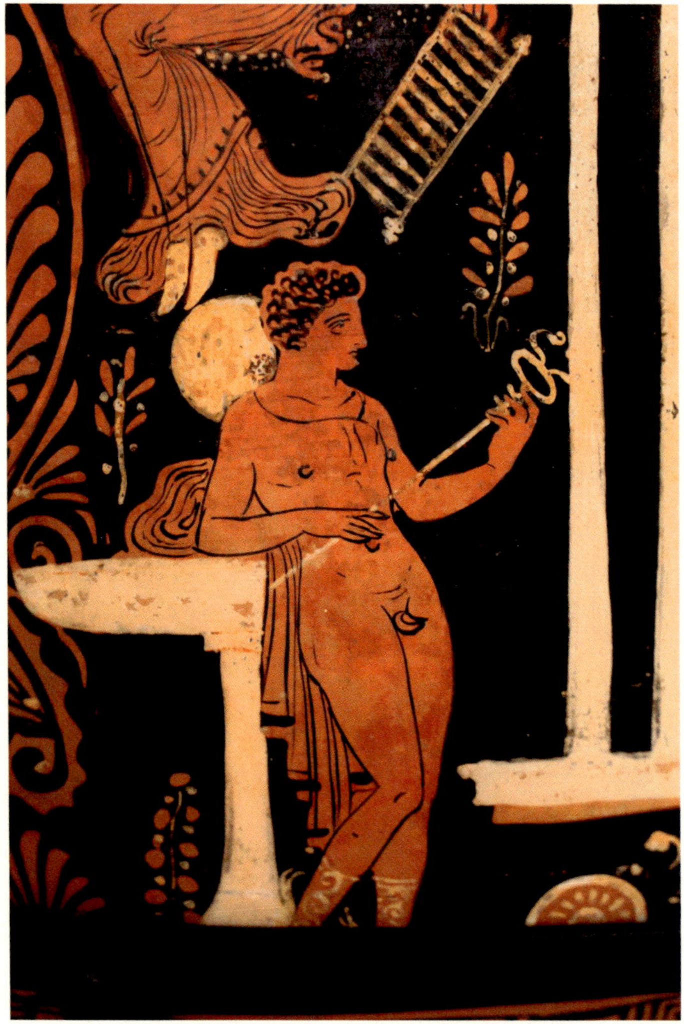

Y los antiguos vivieron por largo tiempo casi siempre sanos,
y no les fue conocida esta tortura.

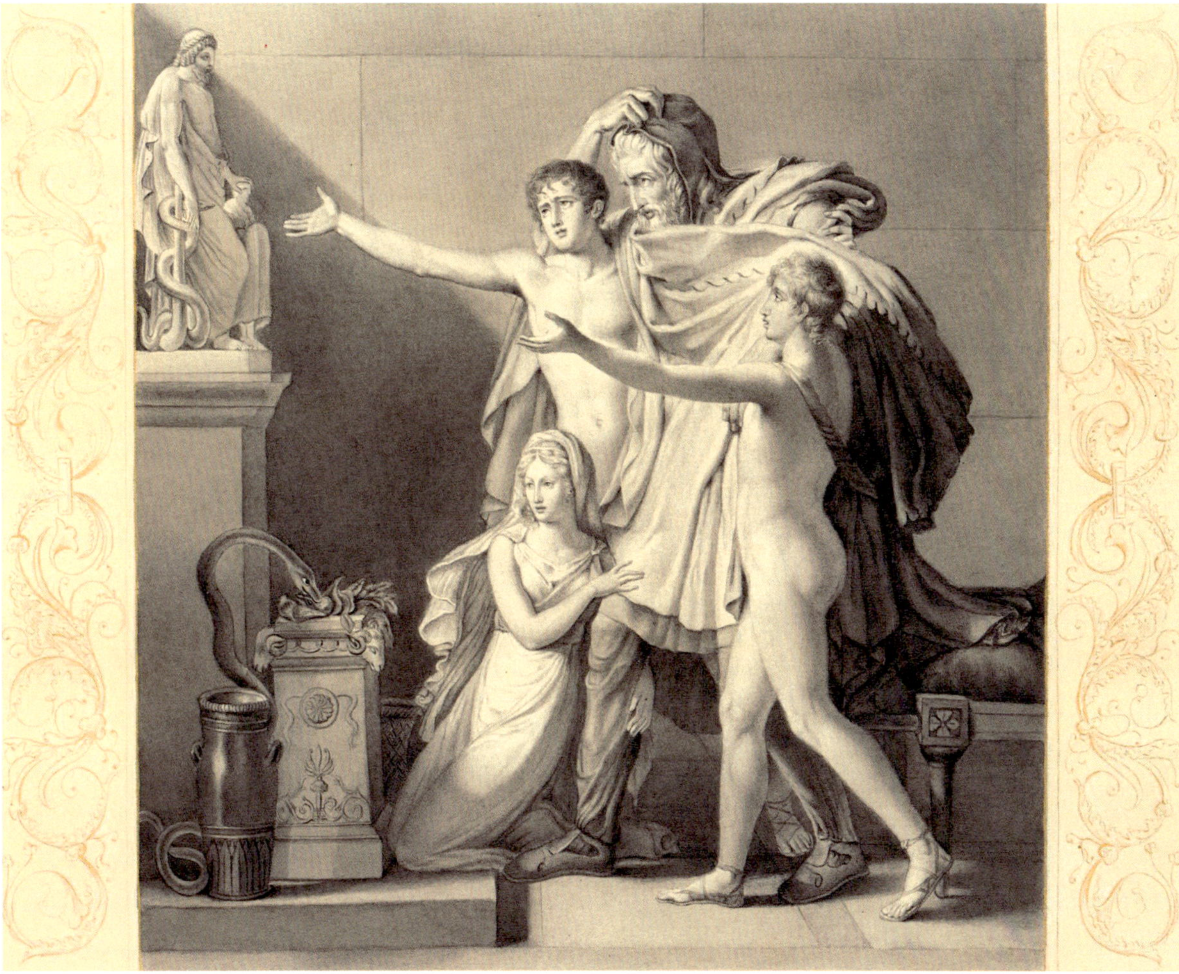

Elegia IV
Clysteria

Nox erat, et[66] portat clysteria barbarus alter,
ex his, quorum ornat nulla corona caput.
Disponique iubet, dum calfacit ignibus undam
furfuream et spurca praeparat arte tubum.
Saepe probat gustu ne sal qui molliat absit;
saepe probat tactu ne nimis urat aqua.
Exercetque tubum implendo vacuandoque rursus,
atque aures strepitu percutit ante meas.
Cum iam tempus erat, pellem supponit ovinam,
et terga averso praecipit ore dari.
Utque locum tenuit syphunculus ille tacendum,
fortiter impellit fulminis instar aquam.
[4v] Quae penetrat tortis sinuatibus intima ventris,
et trahit et volvit viscera tota vagans.
Transit ubi quadrans turpi desido cathedra
et lasano fracto tristia membra loco.
Torrentisque modo quidquid susceperat alvus
proiicit, et multo faenore reddit onus.[67]
Attamen haud desunt comitantes saepe tenasmi
et medico crepitus debita dona meo.
Horrida barbaries Sinis odiosa vel ipsis!
Solaque digna Scythis, solaque digna Getis!
Conditio usque adeo nostra est vilissima rerum,
quae subiecta fuit talibus opprobriis!
"Instrumenta tua hinc deporta, barbare", dixi,[68]
"barbare barbaricis edite Hyperboreis!
Sollicitare sinas voluit Natura quod esse
occultum et pacem demere parce mihi.
Viscera perturbas quid nostra calentibus undis?
Quid vexas armis interiora tuis?

[66] *Nox erat, et*: este inicio de verso aparece en tres ocasiones en la *Eneida* (3. 147; 4. 522 y 8. 26) y otras tantas en Ovidio, por ejemplo, *Amores* 3. 5, *Ex Ponto* 3. 3. 5 y *Fasti* 1. 421.

[67] *reddit onus*: cf. Ov. *Met*. 10. 513, *reddit onus, vagitque puer*.

[68] *barbare, dixi*: cf. Ov. *Am*. 1. 7. 19, *Quis mihi non 'demens!' quis non mihi 'barbare!' dixit?*

Elegía IV
Enemas

Era de noche, y un segundo bárbaro trae enemas;
era de aquellos a los que ninguna corona[69] adorna la cabeza.
Y ordena que se disponga todo, mientras calienta el agua de salvado
al fuego y prepara el tubo con sucio arte.
Reiteradamente comprueba con el gusto que no falte sal que ablande;
reiteradamente comprueba con el tacto que no hierva demasiado el agua.
Y prueba el tubo llenándolo y vaciándolo de vuelta,
y lo golpea con estrépito delante de mis oídos.
Cuando ya ha llegado el momento, coloca una piel de oveja
y ordena que, dado vuelta, le dé la espalda.
Y cuando aquel tubo ocupa el lugar que se debe callar,
fuertemente empuja el agua como si fuera un rayo.
Esta penetra, a través de retorcidas curvaturas, las profundidades del vientre,
y circulando de un lado a otro arrastra y revuelve todas las vísceras.
Cuando pasa un cuarto de hora me siento en la vergonzosa silla
y ubico mis tristes miembros en una vasija quebrada.
Y a modo de un torrente el estómago expulsa todo lo que
había recibido, y con mucha ganancia devuelve la carga.
Y, por cierto, no faltan los tenesmos, que con frecuencia acompañan,
y los ruidos, regalos adeudados a mi médico.
¡Espantosa barbarie desagradable incluso a los chinos mismos,
solo digna de los escitas, solo digna de los getas![70]
¡Así de despreciable es nuestra condición,
que ha sido sometida a tales oprobios!
"¡Llévate de aquí tus instrumentos, bárbaro", dije,
"¡bárbaro nacido de los bárbaros hiperbóreos!
Deja de agitar eso que la naturaleza quiso
que estuviese oculto y deja de quitarme la paz.
¿Por qué perturbas nuestras entrañas con aguas calientes?
¿Por qué maltratas los interiores con tus armas?

[69] *corona*: el sentido de "corona" no es claro en este fragmento, aunque el contexto apunta a alguien carente de méritos. Podría tratarse de la ausencia de algún símbolo de autoridad (¿una referencia, quizás, al trarilonco mapuche?), o incluso, como sugiere Ronan (p. 70, n. 65), a la calvicie. En el ámbito eclesiástico *corona* también puede referirse a la tonsura (Blaise, s. v. *corona*), pero en este caso parece una lectura menos probable.

[70] *Espantosa barbarie — digna de los getas*: la imagen bárbara de escitas y getas, casi proverbial, está presente ya en autores griegos –Heródoto entre ellos– y ocupa un lugar central en la poesía de exilio de Ovidio. Su historicidad ha sido puesta en duda por diversos autores. Véase, por ejemplo, Williams, 2002, p. 340.

Et cogis potare, nefas qua sumere potum,
quaque haustam eiicimus, ferree, mittis aquam.
Ars tua Tartareo nata est tradente tyranno,
ut mortale genus proterat ille magis.
Vade nec impellas longo ut tua terga cylindro
comminuam et dentes quotquot habere queas".

Y fuerzas a beber por donde es ilícito beber,
e, implacable, introduces agua por donde expulsamos la que hemos bebido.
Tu arte nació transmitida por el tirano del Tártaro,[71]
para aplastar más al género mortal.
Vete y no me animes a triturar con un largo tubo
tu espalda y cuantos dientes puedas tener".

[71] *Tártaro*: corresponde a la región de los infiernos en el imaginario latino. Virgilio lo describe en el libro sexto de la *Eneida* como un lugar de llamas, gemidos y estridores (*A*. 6. 550-558).

Elegia V
Timores

Hei mihi, qualis eram, quantus per viscera terror!
Deserit ossa calor, deserit ora color.
Iam prope nigrantis contemplor limina mortis,
limina non ullo diffugienda modo.
Iamque sepulcrales exhorreo currere vermes
et miseras carnes dilaniare meas.
[5r] Iam funus triste effertur, iamque urna patescit,
iam vox auditur subsidiumque precum.
Aera gravi clamant nimium funesta boatu
deque meo populum funere scire iubent.
"Quis periit" tota disquiritur urbe, "Molina
dicitur, a musis cognitus ille suis.
Qui graece scierat Maulensibus editus oris,
unde sequuturus venerat ante Deum."
Ecce venit rectus metuendo examine judex,
in vultu gravitas, terror in ore sedet.[72]
Ponitur ante oculos quaestoria sella, tribunal,
meque in judicium triste subire jubent.
Nil ibi transitur, quaeruntur cuncta gradatim,
verba, actus, passus, quidquid in orbe fui.
Nec maiora modo censoria virga recenset,
in minimis etiam non minus ipsa furit.
Tunc ego respectans somno velut excitus alto
exclamo, et pavido territus ore queror.
Vae mihi, vae misero, florentibus eruor annis
et primo in cursu lampada trado[73] meam!
Bisdenos tantum potui numerare decembres,
quos bene si numeres pars bona maior abest.
Dimidium tantum recte vixisse recordor,
dimidium ignoro quoad puer usque fui.

[72] *in ore sedet*: cf. Ov. *Met*. 2. 775, *pallor in ore sedet, macies in corpore toto.*

[73] *lampada trado*: cf. Var. *R*. 3. 16. 9, *nunc cursu lampada tibi trado*; Lucr. 2. 79: *et quasi cursores vitai lampada tradunt*.

Elegía V
Temores

¡Ay de mí! ¡Cómo me encontraba! ¡Qué gran terror recorría mis vísceras!
El calor abandona mis huesos, el color abandona mi rostro.
Ya casi contemplo los umbrales de la negra muerte,
umbrales de los que no hay manera de escapar.
Ahora veo con espanto que gusanos sepulcrales
recorren y despedazan mis pobres carnes.
Ya es llevado el infeliz cuerpo, ahora la urna se abre,
ya se escucha la voz y el socorro de las preces.
Las trompetas fúnebres claman fuertemente con gran estruendo
y hacen que el pueblo se entere de mi funeral.[74]
"¿Quién ha muerto?", se preguntan en toda la ciudad. "Se llama Molina,
y es conocido por sus poemas.
Él, nacido en las riberas del Maule,
de donde antes había venido para seguir a Dios, sabía griego".
Aquí viene el recto juez, con la temible prueba;
la severidad está instalada en su rostro; en sus labios, el terror.
Es puesta frente a mis ojos la silla cuestoria,[75] la tribuna,
y me ordenan pasar al funesto juicio.
Nada se pasa por alto ahí, una a una se indagan todas las cosas:
las palabras, las acciones, los pasos, todo lo que yo he sido en la tierra.
Y la vara censoria no solo pasa revista a las acciones mayores:
incluso frente a los asuntos más pequeños no se enfurece ella menos.
Entonces yo, mirando hacia atrás, grito como salido
de un profundo sueño, y con pávida voz me lamento aterrado.
¡Ay de mí! ¡Ay, desdichado! ¡Me arrancan de mis años en flor
y en la primera carrera entrego mi antorcha!
Solo pude contar veinte diciembres;
si los cuentas bien, falta una parte buena, más grande.
Recuerdo que he vivido correctamente solo la mitad:
ignoro la otra mitad, cuando fui niño.

[74] *mi funeral*: el tópico del funeral del poeta aparece en numerosos lugares de la tradición elegíaca clásica (p. ej. Tib. 1. 1. 59-62 o Prop. 1. 17. 19-24 y 2. 13. 24, en el contexto amatorio; tb. Ov. *Tr.* 3. 3. 73); en *De peste variolarum*, sin embargo, en lugar del llanto de la amada o la reverencia de los jóvenes al *poeta ardoris*, se materializa en la imagen del pueblo que invoca el nombre del poeta reconociendo su valor intelectual, en un comentario que hace las veces de epitafio.

[75] *cuestoria*: es decir, del cuestor, persona designada para investigar casos criminales.

Vivere quis dicat prorsus rationis egentem,[76]
quique loqui nescit, surgere quique nequit?
Quique timet vultum minitantis vana magistri,
amplius et patria nil putat esse sua?
Infelix aetas brutis animalibus aequa,
officio fruitur mens ubi nulla suo!
Ah modo si vivam! Iam doctus vivere vivam,
nec frustra tantum munus abire sinam.
[5v] Impendenda mihi melius carissima rerum[77]
aetas, deque meo tempore faenus agam.

[76] *rationis egentem*: cf. Verg. *A.* 8. 299, *arduus arma tenens; non te rationis egentem.*

[77] *carissima rerum*: cf. Ov. *Pont.* 3. 4. 51, *est quoque cunctarum novitas carissima rerum.*

¿Quién puede decir que vive el que carece por completo de razón,
y el que no sabe hablar, y el que no puede levantarse,
y el que al rostro del maestro amenazante con cosas vanas teme
y piensa que no existe nada además de su patria?
¡Infeliz edad semejante a los animales irracionales,
en la que ninguna mente hace uso de su función!
¡Ah, si solo viviera! ¡Viviría instruido ya en el vivir
y no permitiría que un regalo tan importante pasara en vano!
Mejor deberá ser empleada por mí la vida,
la más valiosa de todas las cosas, y así obtener provecho de mi tiempo.

Elegia VI
Vigiliae

Tempus erat[78] somni, Somno placanda putavi
quae me vexabant tam violenta mala.
Nullus at ille fuit, totus discesserat illinc,
victaque praebuerat iam sua terga fugae;[79]
"Somne, veni", dixi, "placidissime, Somne, deorum,[80]
Somne, quies animo semper amata meo.[81]
Somne, veni, propera! Quid vitas stragula nostra?
stragula deliciis cognita saepe tuis.
Ille ego particulas sum qui[82] non perdo benignas
muneris, apta tibi dum venit hora, tui.
Addo etiam, si quas studium concedit inertes,
nec raro studiis interes ipse meis.[83]
An metuis noceat tibi ne teterrima pestis
neque velut vexat te quoque vexet ita?
Ne timeas pestem: pestis tantummodo nobis
officit; in magnos praecavet ire deos.[84]
Protinus ut venias[85] fugiet velociter illa
atque usurpato cedet, abacta, loco.
Nullus enim sufferre potest tua tempora morbus,
certaque, si aspires, signa salutis erunt.[86]
Eia, age! Curre, sopor! Pestis victoria certa est,
solum a te pendet spes mea. Curre, sopor!
Si qua tibi pietas,[87] quae maxima dicitur esse,
qui patior tantum, commiserere mei.
Aspicis ut curis premor undique et undique tantis
ut prius enumerem ligna quot orbis habet.
Pars mihi nulla vacat quin sit percussa dolore,
omnibus in membris carnificina furit.
[6r] Cumque animo corpus patitur, cruciatibus istud
turpibus, aeterni temporis ille metu".

78 *Tempus erat*: encontramos estas palabras en inicio de verso en Virgilio (*A.* 2. 268) y en distintos lugares en Ovidio (p. ej., *Am.* 3. 1. 23; *Ep.* 10. 7; *Met.* 6. 587).

79 *praebuerat... terga fugae*: cf. Ov. *Met.* 10. 706, *quod non terga fugae, sed pugnae pectora praebet.*

80 *Somne... placidissime Somne deorum*: cf. Ov. *Met.* 11. 623, *Somne, quies rerum, placidissime, Somne, deorum.*

81 *semper amata meo*: cf. Ov. *Tr.* 4. 10. 40, *otia, iudicio semper amata meo.*

82 *Ille ego... qui*: cf. Ov. *Tr.* 4. 10. 1, *Ille ego qui fuerim tenerorum lusor amorum.* Fairweather (1987, pp. 186-187) destaca que el giro *Ille ego (qui)* posee paralelos en las inscripciones romanas funerarias.

83 *ipse meis*: el giro es utilizado con frecuencia en final de verso en Ovidio, por ejemplo: *Am.* 1. 6. 36; *Am.* 2. 15. 8; *Ars* 2. 548; *Ars* 3. 590; *Ep.* 6. 152; *Pont.* 2. 7. 48; *Tr.* 5. 12. 48.

84 *ire deos*: cf. Ov. *Tr.* 1. 2. 16, *ad quos mittuntur non sinit ire deos.*

85 *Protinus ut venias*: cf. Ov. *Ep.* 1. 114, *protinus ut venias, facta videbor anus.*

86 *signa salutis erunt*: cf. Ov. *Rem.* 526, *mille mali species, mille salutis erunt.*

87 *Si qua tibi pietas*: cf. Sil. 5. 317, *Si qua tibi pietas, ictum ne desere foedus.*

Elegía VI
Vigilias[88]

Era hora de dormir; pensé que por el Sueño iban a ser apaciguados
los tan violentos males que me hacían daño.
Pero no hubo dormir alguno; se había alejado por completo de ahí
y ya, vencido, se había dado a la fuga.
"Ven, Sueño", dije, "Sueño, el más placido de los dioses,
Sueño, descanso siempre amado por mi espíritu.
Ven, Sueño, apresúrate. ¿Por qué evitas nuestra cama,
cama frecuentemente reconocida por tus delicias?
Yo soy ese que no pierde, cuando llega la hora apta para ti,
ni una pequeña generosa fracción de tu regalo.
Agrego alguna porción también si el estudio me concede un momento libre
y no rara vez tú mismo te presentas durante mis estudios.
¿O temes acaso que la horripilante peste te haga daño
y que, así como ataca, te ataque de ese modo también a ti?
No temas a la peste: la peste solo a nosotros
ataca; ella evita ir contra los grandes dioses.
Tan pronto como vengas huirá ella velozmente
y, ahuyentada, se apartará del lugar usurpado,
pues ninguna enfermedad puede soportar tus tiempos
y, si eres propicio, habrá señales ciertas de salud.
¡Ea, vamos! ¡Corre, Sueño! La victoria de la peste es segura:
solo de ti depende mi esperanza. ¡Corre, Sueño!
Si hay en ti algo de piedad –la que se dice que es enorme–,
ten piedad de mí, que padezco tanto.
Ves cómo de todos lados me apremian aflicciones tan numerosas
que antes podría contar cuántos árboles tiene la tierra.
No me queda ninguna parte que no se encuentre golpeada por el dolor:
en todos mis miembros se ensaña la tortura.
Y junto con el espíritu padece el cuerpo: este por los suplicios
infames, aquel por el miedo al tiempo eterno".

[88] El tópico del insomnio se encuentra en la tradición elegíaca (Prop. 1. 11. 5; Prop. 1. 14. 20-22; Ov. *Am.* 1. 2. 1-4) y en otros autores clásicos; destaca, por otra parte, la cercanía de *Vigiliae* con el poema cuarto del libro V de las *Silvae* de Estacio, que gozó de popularidad y encontró eco en autores como Boccaccio y Quevedo.

Hei mihi, non audit! Contemnit verba rogantis,
iactatas frustra diripit aura preces.
Littus aro[89] incasum;[90] nox est solamine nullo
inter terribiles praetereunda minas.
En sonat horologi signum, quota temporis hora?
Vix decima est, rebar velle venire diem.
Quam mihi se longam misero nox impia praebet!
Vix, eheu, cursus incipit illa suos!
Una horas octo, vel plus, complectitur hora;
usque adeo nobis longa videtur ea.
Tene sopor pressit, Titan, clarissime divum?
Sol, ubi es? Huc adsis, et mala nostra leves.
O utinam possem tecum convivere semper,
ne paterer noctes, te radiante, graves!

[89] *Littus aro*: cf. Ov. *Tr.* 5. 4. 48, *nec sinet ille tuos litus arare boves*.

[90] *incasum* = *incassum*.

¡Ay de mí, no escucha! Desprecia las palabras del que está rogando;
la brisa dispersa las súplicas proferidas en vano.
Aro la costa inútilmente. He de pasar la noche
sin consuelo alguno, en medio de terribles amenazas.
He aquí que suena la señal del reloj, ¿qué hora es?
Es apenas la décima, ¡pensaba que el día ya quería llegar!
¡Cuán larga se me presenta, desdichado, la perversa noche!
¡Oh, ella apenas inicia su recorrido!
Una hora abarca ocho horas o más:
así de larga nos parece.
¿Te tiene dominado el sueño, Titán,[91] el más ilustre de los dioses?
¿Dónde estás, Sol? ¡Ojalá estuvieses acá y aliviaras nuestros males!
¡Oh, ojalá pudiera vivir siempre contigo
para no padecer, con tu brillante presencia, las duras noches!

[91] *Titán*: epíteto del Sol, ya sea en alusión a Hiperión o al hijo de este (cf. Ov. *Met*. 10. 79).

Iohannis Ignatii Molinae Talcopencopolitae[92]
De peste variolarum

Liber II

Elegia I
Febris

Nox abiit tandem standi iam fessa suumque
restituit luci, post habitura, locum.
Orta dies[93] terris, sed nescio qualiter orta,
nubilane an claris annumeranda micet.
Ex numero[94] horarum venisse edicere possum,
non quod ego videam diradiare polum.
Sub conopaeo[95] teneor quasi carcere clausus,
stragulaque immenso pondere multa premunt.
[6v] Nec possum digitos lodice educere tantum,
nec propria nobis sumitur esca manu.
Tenditur hic velum, velum protenditur illic,
obnubunt omnes suppara crassa fores.
Ianua clausa manet semper, pariterque fenestra,
quasque tenent rimas indita lana tegit.
Aeriis[96] vivus iam sic amandor ab oris,
et quasi non essem pars tua, Munde, fugor.
Candelae fumum patior noctuque diuque,
quae facit exsequias praecoce luce meas.
Interea febris crescit sine fine modoque,
crescit, et ardores auget iniqua suos.
Huic pater est ignis, mater Phlegethontica flamma,
Taenarios inter maxima poena lacus.
Horrendum monstrum, tota ignea, totaque fervor,
tota animi anxietas impia, tota dolor.
Insinuat se se per totum corpus, et intus
bella facit quovis barbariora malo.

[92] *Talcopencopolitae*: véase nota 1.

[93] *Nox abiit... Orta dies*: cf. Ov. *Am.* 1. 5. 6, *aut ubi nox abiit nec tamen orta dies*.

[94] *Ex numero horarum*: cf. Ov. *Met.* 4. 791, *ex numero procerum quaerens, cur sola sororum*.

[95] *conopaeo* = *conopeo*.

[96] ms., antes de *Aeriis*, tachado, *vivus ab*.

Acerca de la peste de viruelas de Juan Ignacio Molina, de Talca y Concepción

Libro II

Elegía I
Fiebre

Se ha retirado por fin la noche ya cansada de mantenerse en pie
y ha restituido a la luz su lugar, para volver a ocuparlo después.
Ha nacido el día en la tierra, pero desconozco cómo ha nacido,
si nublado o si resplandece y debe ser contado entre los días despejados.
A partir del número de horas puedo determinar que ha llegado,
no porque vea brillar yo la bóveda celeste.
Soy retenido bajo un mosquitero como si estuviera encerrado en una cárcel,
y muchas mantas me aplastan con su gran peso.
Y no puedo sacar de la colcha sino los dedos solamente,
ni puedo tomar el alimento con mi propia mano.
Aquí tienden un manto, ponen otro manto ahí,
gruesas telas cubren todas las puertas.
La puerta permanece siempre cerrada, lo mismo la ventana,
y lana introducida tapa las rendijas que hay en ellas.[97]
Así soy relegado ahora, vivo, de la región del aire,
y soy expulsado, oh Mundo, como si no fuera parte tuya.
Padezco noche y día el humo de la vela,
que con su luz prematura realiza mis exequias.
Mientras tanto la fiebre aumenta sin fin ni medida,
aumenta e, injusta, hace crecer sus ardores.
El fuego es su padre, la llama del Flegetonte[98] su madre,
máximo castigo entre los lagos ténaros.[99]
Monstruo horrendo, toda fuego, toda ardor,
toda cruel ansiedad del espíritu, toda dolor.
Se introduce por todo el cuerpo, y en su interior
origina batallas más salvajes que cualquier mal.

[97] *Soy retenido — rendijas que hay en ellas*: también los versos 7-14 dan cuenta de la llamada "terapia cálida". Véase nota 52.

[98] *Flegetonte*: uno de los ríos del inframundo (cf. Verg. *A*. 6. 551).

[99] *lagos ténaros*: la alusión es al inframundo, al que conducía una caverna ubicada en el Ténaro, montículo en el Peloponeso (cf. Hor. *Carm*. 1. 34. 10).

Induciae nullae dantur, crebrescit in horas,
ut solet in[100] siccis cum cadit ignis agris.
Ardent ut lateres positi in fornace medullae,
utque flagrant furnis aera liquata suis.
Igneus omnis sum, caput ignis, lumina, tergum,
et cum ventre pedes, omnia flamma tenet.
Sic jacet Aetnaeo fervens ardore Typhoeus,
fulmine percussus, Juppiter alme, tuo.
Omnis nativus calor est conversus in ignem
intimaque a flammis eliquat ossa suis.
Officio iam lingua suo non fungitur, haeret,
mutaque vix querulos eripit usta sonos.
Incendor, rapior, pereo crudelibus istis
ignibus, exclamo: "quid mihi fertis opis?
Me ferte in fluvium fluvioque immergite totum
si vultis tantis me superesse malis".
[7r] Praecipue caput excruciat, tota Aetna videtur
jam Siculos in eo disposuisse rogos.
Hei mihi, quid faciam? Penitus iam torreor omnis,
ut solet in prunis dapsilis agna foci.
Durior est ferro caro nostra, valentior auro,
eliquat hoc atque hoc flamma, stat ista tenax.
Mortuus anne fui subterque Acheronta retrusus
ardores fero iam, Tartare saeve, tuos?
Non ita, nam video mirae pietatis amicos,
et conopaeum pensile tango manu.
Non ita, nam teneo Mariana rosaria collo,
quae Phlegetontaeis sunt odiosa feris.
Et possum Jesum, Mariamque accersere matrem,
et possum divos sollicitare meos.[101]
E terris nondum excessi, sed vivus Avernum
perpetior, nostris ambulat ille locis.[102]

[100] *ut solet in siccis*: cf. Ov. *Rem.* 258, *Ut solet in niveis Luna vehetur equis.*

[101] *divos sollicitare meos*: cf. Ov. *Tr.* 3. 11. 32, *parce, precor, Manes sollicitare meos!*

[102] *ille locis*: cf. Ov. *Am.* 2. 18. 28, *Scriptaque diversis rettulit ille locis!*

No da tregua, se intensifica con el paso de las horas,
como suele hacerlo el fuego cuando cae sobre los campos secos.
Arden las médulas como ladrillos puestos en el horno
y se inflaman como el metal fundido en sus fraguas.
Soy todo ígneo: mi cabeza es fuego, mis ojos, mi espalda,
y junto con el vientre los pies. La llama lo domina todo.
Así yace Tifón ardiendo en el fuego del Etna,
oh Júpiter nutricio, golpeado por tu rayo.[103]
Todo el calor natural se ha vuelto fuego
y funde con sus llamas los huesos del interior.
La lengua ya no cumple su función; se paraliza
y, muda, apenas profiere quemada sonidos de lamento.
Me incendian, arrebatan y quitan la vida estos crueles
fuegos y exclamo: "¿qué ayuda me traéis?
¡Llevadme al río y sumergidme entero en él
si queréis que sobreviva a tan grandes males!"
Sobre todo sufre mi cabeza, todo el Etna parece
haber puesto sus piras sicilianas en ella.
¡Ay de mí!, ¿qué puedo hacer? Ya estoy completamente consumido,
como suele estarlo un espléndido cordero en las brasas del fuego.
Nuestra carne es más dura que el fierro, más fuerte que el oro;
a ambos los funde la llama, pero ella se mantiene firme.
¿O ya estoy muerto y, enterrado bajo el Aqueronte,[104]
ya padezco, Tártaro cruel, tus ardores?
No es así, pues veo a mis amigos de admirable piedad
y toco con la mano el mosquitero que cuelga.
No es así, pues mantengo en el cuello los rosarios marianos,
que son odiosos para las fieras del Flegetonte.
Y puedo llamar a Jesús y a María madre
y puedo mover a mis dioses.
Aún no he salido de la tierra, pero
padezco en vida el Averno; él camina por este lugar.

[103] *Tifón — golpeado por tu rayo*: el monstruo Tifón (Tifoeo), según algunas tradiciones un gigante, es enterrado por Júpiter bajo el monte Etna como castigo a su intento de dominar a los dioses (cf. Ov. *Met*. 5. 318-355).

[104] *Aqueronte*: uno de los ríos del inframundo (cf. Verg. *A*. 6. 295).

Elegia II
Sitis

Interea paritura Febris parit horrida[105] natam,
quae matrem iactat persuperare suam.
Et tantum superat quanto crudelior errat
vulpe leo, quanto saevior[106] hydra lupis.
Haec est dira sitis, flammarum neptis et ignis,
monstrum quale timet dicere Musa mea.
Nam nec habet formam pingendam vocibus ullis,
portentum tantum turpius esse scio.
Ut venit e lingua transit per corpora tota
et penetrat telis interiora suis.
Substitit a tantis iam mens conterrita curis
hospes ut intravit viscera nostra ferox,
formidansque, esset quidquid passura sub illo,
et miserata suae damna scelesta domus.
Me per visa prius veloci flumina cursu[107]
ducit et ut biberem nulla bibendo docet,
[7v] Tantalus ut mediis Acherontis fluctibus extat
non bibiturus aquas quas bibiturus erat.
Hinc Maypus luteo primum se gurgite monstrat;
lympha licet turpis limpida visa fuit.
Cis Merumghaeas fauces est rivulus istic
quem vicina Bonam gens ea dicit aquam.
Vadimus ulterius: fluit hic divinitus olim
Cachapual primum linquere jussus iter.
En Rioclarillum, claris qui dictus ab undis
pingit agros multa fertilitate suos.
Hac Fernandopolim regalem nomine solum
discretis cingit Tinguiririca vadis.

[105] *parit horrida*: cf. Man. 5. 667, *in poenas fecunda suas parit horrida tellus.*

[106] *crudelior errat / … leo… saevior*: cf. Verg. *G.* 3. 245-246, *laena / saevior erravit campis.*

[107] *flumina cursu*: cf. Ov. *Fast.* 4. 467, *iamque Leontinos Ameanaque flumina cursu.*

Elegía II
Sed

Mientras tanto la horrible fiebre parturienta da a luz a una hija,
que se jacta de superar a su madre.
Y tanto la supera cuanto más cruel vaga el león
que el zorro, cuanto más feroz es la hidra que los lobos.
Ella es la funesta sed, descendiente de las llamas y del fuego,
un monstruo tal que mi Musa teme nombrarlo.
Y no tiene una figura que pueda representarse con palabra alguna,
solo sé que es un portento más horrible.
Tan pronto como parte de la lengua atraviesa por todo el cuerpo
y penetra los interiores con sus dardos.
Se paraliza la mente, aterrada ya por tan grandes preocupaciones
desde que ha entrado el feroz huésped a nuestras entrañas,
sintiendo temor de todo lo que iba a padecer bajo aquel
y lamentándose de los criminales daños de su casa.
Me lleva con veloz curso por ríos antes vistos
y me instruye para que beba sin beber nada,
así como Tántalo[108] se levanta en medio de las olas del Aqueronte
para no beber las aguas que estaba a punto de beber.
Desde aquí se muestra primero el Maipo con una corriente lodosa;[109]
aunque su agua es sucia, parecía cristalina.
De este lado de las gargantas Merungeas[110] está este arroyo
al que el pueblo vecino le llama Buenagua.[111]
Vamos más allá: aquí fluye el Cachapoal,
que antiguamente recibió la orden divina de abandonar su primer curso.[112]
Y he aquí el Rioclarillo, que, habiendo tomado el nombre por sus claras corrientes,
pinta sus campos con mucha fertilidad.
Por aquí el Tinguiririca, con sus aguas separadas,
rodea a San Fernando, real solo en cuanto al nombre.

[108] *Tántalo*: rey que, por abusar del favor de los dioses –entre otros, dándoles de comer a su propio hijo Pélope–, recibe el castigo de quedar en el Tártaro en un estanque, imposibilitado de beber su agua y de acceder a los frutos que cuelgan sobre él (cf. Ov. *Met.* 4. 458-459).

[109] Molina dedica a los ríos de la zona central de Chile un poema aparte, *De fluviis Chilensibus*. El texto ha sido traducido por Miguel Castillo Didier (2016, pp. 99-113).

[110] *gargantas Merungeas*: al parecer se alude aquí al conjunto de montañas perteneciente a la cordillera de la costa ubicado al sur de la zona de Aculeo, en el noroeste de la región de O'Higgins. El topónimo está documentado con las variantes *Merungue*, *Merungué* y *Merunque*. En la *Descripción de la Provincia de Rancagua, en el Reino de Chile* (1755), del corregidor Ignacio José del Alcázar, leemos, a propósito del curato de Peumo, "deslíndalo por la parte del sur el ameno río Cachapoal y por la del norte el fin de las ásperas montañas de Merungue" (Solano, 1995, p. 124). Michea y Stewart (2016, s. p., n. 30) incorporan en su "Historia de Codegua" la siguiente nota al pie: "cerros de Merunque, nombre que se daba durante los siglos de la colonia al conjunto de montañas que forman parte de la cordillera de la costa frente a Graneros".

[111] *Buenagua*: tomamos el nombre que da Molina a este lugar en la nota n. 20 de *De peste variolis vulgo dicta*.

[112] *antiguamente — primer curso*: la nota 21 de *De peste variolis vulgo dicta* ("Elegia II" 25-26) alude a la acción de un "hombre santo": *Fama in vulgus increbuit virum quendam notae sanctitatis hoc flumen ab antiquo alveo removisse, ut sibi liberum ingressum daret*, "Popularmente se ha extendido la voz de que un hombre de reconocida santidad movió a este río de su antigua cuenca para darse libre acceso".

Non ita post tumido quaerit Tenus aequora cursu,[113]
hinc illinc multas et rigat ille casas.
Lontua saxifragis decorat Curicunta fluentis,
cumque Teno in pontum, iam Mataquitus, abit.
Iam prope Talcensis cernuntur culmina terrae,
montibus a notis aura secunda venit.[114]
Hic Rioclarus adest, merito qui nomen adeptus;
Lyrcaio occurrens nomen opesque rapit.
Iam nos Talca vocat surgentibus inclyta tectis,
Talca juventutis conscia prima meae.
Ad latus et medio fluviis formosa duobus
frigescit, quorum suavior ille fluit.
Ah, quoties, oculis liquidas mirantibus undas,
consumsi[115] totum conspiciendo diem!
Absque siti quoties hausi de fontibus illis,
dum biberem caeli nectar in ore ratus!
Millia bis septem percurrimus inde, tumensque
Maulis se se offert aequoris instar atrox.
"Qualiscumque", inquit, "sitias, bibe, suppetet unda;
ipse licet potet Taenarus, ipse fluam.
Quin adeo pontum, pontus si forte periret,
implerem solus, Maulis, ut ante, manens".
[8r] "Est sitis haec maior", dixi, "quam ut stinguere possis,
Neptuni vincas quamlibet ipse salum".
Sed mihi fas tandem natales visere terras,
Loncomilla suas qua vehit altus aquas.
Hic Caroli Sexti postremo Caesaris anno
natus sum, patria nobiliore carens.
Non tamen erubeo, nec me sic paenitet ortum,
desumi ex patria non solet ingenium.
Quot quantosque viros debet sapientia pagis
qui scriptis decorant docta lycaea suis!
Prodigium vatum, naturae gloria nostrae,
maximus Andinis est Maro natus agris.

[113] *aequora cursu*: cf. Ov. *Met*. 1. 282, *et defrenato volvuntur aequora cursu*; *Met*. 16. 601: *abluere et tacito deferre sub aequora cursu*.

[114] *aura secunda venit*: cf. Catul. 68. 64, *lenius aspirans aura secunda venit*.

[115] *consumsi* = *consumpsi*.

No mucho después busca el Teno el mar con curso hinchado,
y aquí y allá riega él muchas cabañas.
El Lontué decora Curicó con sus caudales que quiebran las rocas,
y con el Teno sale al mar, llamado ahora Mataquito.
Ya cerca se ven las cimas de la zona de Talca;
una brisa favorable viene desde las conocidas montañas.
Aquí está el río Claro, que merecidamente ha recibido el nombre;
se une al Lircay y toma su nombre y su fuerza.
Ya nos llama Talca, famosa por sus elevados techos:
Talca, primera confidente de mi juventud.
Ella, hermosa, es enfriada por dos ríos, uno al costado
y otro en medio, de los que el primero fluye más suave.
¡Ah, cuántas veces admiraron mis ojos sus puras corrientes
y consumí el día entero contemplándolas!
¡Y cuántas veces bebí, libre de sed, de aquellas fuentes,
pensando, mientras bebía, que tenía en mi boca un néctar celestial!
Catorce millas recorremos desde ahí, e hinchándose
se muestra el Maule como un mar funesto.
"Sin importar cuánta sed tengas", dice, "bebe. El cauce tendrá en abundancia.
Aunque el Ténaro mismo beba, yo seguiré fluyendo.
Es más, si por algún motivo el mar se extinguiera,
lo llenaría yo solo, y seguiría siendo –como antes– el Maule".
"Esta sed es más grande", dije, "que la que podrías apagar,
aunque aventajes a cualquier mar de Neptuno, sea cual sea".
Pero finalmente puedo contemplar mis tierras natales,
por donde el profundo Loncomilla sus aguas arrastra.
Nací aquí, en el último año del césar Carlos Sexto,[116]
careciendo de una patria más noble.
Sin embargo, no enrojezco ni me avergüenza haber nacido así:
el talento no suele tomarse de la patria.
¡Cuántos y cuán grandes hombres debe la sabiduría a las aldeas,
los que con sus escritos embellecen a las doctas escuelas!
El prodigio de los poetas, gloria de nuestra naturaleza,
el gran Marón, nació en los campos de Andes.[117]

[116] *Carlos Sexto*: la fecha está dada, pues, por el último año de Carlos VI de Habsburgo (el archiduque Carlos de Austria, pretendiente al trono español como Carlos III), emperador del Sacro Imperio Romano Germánico, 1740.

[117] *Andes*: localidad cercana a Mantua, donde nació Virgilio.

Quot quantosque duces Mars vilibus inclyte villis
acceptos, nunquam non memor ipse, refers!
Ingeleyma dedit Carolum vilissima magnum,
reddidit imperium qui tibi, Roma, tuum.
Quid, mea mens, tantos frustra disquirimus amnes,
si nihil inde bibo, si nihil inde traho?
Ipse labore viae crescet magis impius aestus,
si quo crescat adhuc forsitan ille tenet.
Scilicet ut saevam quodammodo mitigat hydrops,
dum fontes inter cogitat esse, sitim.
Si memini recte, terris Achiguenus in istis
volvitur, et rapidis comprimit arva vadis.
Tentemus siquas haurire hinc possumus undas.
Da mihi da lympham, magne Achiguene, tuam!
Hei mihi, de manibus prolabitur ille, feraque
illudit votis impietate meis!
Sic tua siccentur, flumen crudele, fluenta,
nec te nix pascat nec pluvialis aqua.
Ut video pulcro te, pulcher Itata, liquore?
Ut video vites, amnis amoene, tuas?
[8v] Da mihi siquid habes vini, si forte calorem
demat et horrificam potio rubra sitim.
Ille pio vultu "Pencum concede bibesque,
nostra illuc etenim vina vehuntur" ait.
Protinus aspicimus Pencum multumque dolemus,
nil nisi funestum, nil nisi triste[118] subit.
Proruit illa olim nostri clarissima regni
gloria, castellis arx metuenda suis.
Nobilibus fecunda viris et sanguine et armis,
nobilibus studiis ingenioque suo.
En terraemotus momento structa per annos
culmina fert multos aequat et illa solo.
Hei mihi, quam breviter pereunt ingentia mundi![119]
Non opus est annis, hora sat esse potest.

[118] *nil nisi triste*: cf. Ov. *Pont.* 2. 7. 16, *Pectore concipio nil nisi triste meo.*

[119] *Hei mihi — pereunt ingentia mundi*: cf. Claudiano, *In Rufinum* 2. 2. 49, *eheu, quam brevibus pereunt ingentia fatis!*

¡Cuántos y cuán grandes generales recibidos de humildes villas
llevas contigo, ínclito Marte, sin olvidarlos nunca!
La tan humilde Ingelheim dio a Carlomagno,
que te devolvió, Roma, tu imperio.[120]
¿Por qué, mente mía, pensamos en vano en tantos ríos,
si nada bebo desde ahí, si nada tomo desde ahí?
El desalmado calor aumentará más con el esfuerzo del viaje,
si quizás todavía se aferra a algo con que crecer.
Es sabido que el hidrópico en cierto modo calma
su cruel sed cuando piensa que hay fuentes cerca.
Si recuerdo bien, el Achigüeno se precipita
en estas tierras, y cubre los campos con sus raudas corrientes.
Veamos si podemos beber de aquí algo de agua.
¡Dame tus aguas, gran Achigüeno!
¡Ay, él se desliza de mis manos, y con feroz
maldad se burla de mis súplicas!
¡Ojalá se sequen así, río cruel, tus corrientes,
y no te apacienten ni la nieve ni el agua de la lluvia!
¿Cómo es que te veo, bello Itata, con tus hermosas corrientes?
¿Cómo es que veo tus vides, agradable arroyo?
Si tienes algo de vino, dámelo; a ver si esa roja bebida
puede llevarse mi calor y la horrible sed.
Dice él, con piadoso rostro: "Retírate a Penco y beberás,
ya que nuestros vinos son transportados hacia allá".
A continuación vemos Penco y mucho nos lamentamos:
nada que no sea funesto, nada que no sea triste se muestra.
Se ha derrumbado la famosísima gloria pasada
de nuestro reino, alcázar de temer por sus fuertes.
Fértil en varones nobles y sangre y armas,
en nobles estudios y en su talento.
¡Ah, en un instante un terremoto se lleva edificios
construidos durante muchos años y los iguala al suelo![121]
¡Ay de mí! ¡Cuán rápido perecen las grandezas del mundo!
No se necesitan años; una hora puede ser suficiente.

[120] *Carlomagno, que te devolvió, Roma, tu imperio*: la referencia es a la restauración del Imperio romano de Occidente, simbolizada en la coronación de Carlomagno en la antigua basílica de San Pedro el año 800.

[121] *un terremoto se lleva edificios — y los iguala al suelo*: el 25 de mayo de 1751 se produjo un terremoto que afectó severamente a la ciudad de Concepción. Molina le dedica un conjunto de elegías, titulado *De Conceptionis urbis ruina* ("Acerca de la catástrofe de la ciudad de Concepción"); en este también hace alusión a la pasada gloria de la ciudad.

Sed quid ego[122] in lacrymas, cum sim plorabilis ipse,
alterius casus sponte venire volo?
Sanguinis urbs tetigit sedes suavissima nostri,
unde fuit genitrix et pater unde fuit.
Iam satis, ah mens, per multas erravimus undas.
Si nil proficimus, quid geminatur iter?
Tam sitiens ut abii sum, non me flumina visa,
dum sitis excruciat, sed bene pota juvant.
Qui curant, calido vix vix de vase propinant,
et raro, et quod avis diceret esse parum.
Tingitur hoc vix lingua, sed intus triste palatum
ieiunat, cum nil participare queat.
Per quotquot divos tenet aurea regia caeli
obsecro aquam, votis omnibus illa venit.
Saxa rogare puto vel siquid durius illis,
usque adeo lacryma perdo cadente preces.
Nostra revertamur iam tandem ad tecta, reviset
forsitan expulsus lumina fessa sopor.[123]

[122] *Sed quid ego*: cf. Ov. *Ep.* 9. 143, *Sed quid ego haec refero? scribenti nuntia venit.*

[123] *lumina fessa sopor*: cf. Ov. *Ep.* 19. 56, *Acta subit furtim lumina fessa sopor.*

Pero, ¿por qué yo, siendo yo mismo digno de llantos,
quiero experimentar voluntariamente los infortunios de otro?
La ciudad, dulcísima sede de nuestra sangre,
de donde fue mi madre y de donde fue mi padre, me ha conmovido.
Ya suficiente hemos errado, ah, mente, por muchas aguas.
¿Por qué se duplica el camino si nada avanzamos?
Estoy tan sediento como cuando salí. Mientras me atormenta la sed,
no me ayudan las corrientes vistas, sino las bien bebidas.
Los que me cuidan apenas me dan a beber de un vaso tibio,
y rara vez, y lo que un ave diría que es poco.
La lengua se tiñe apenas con esto; adentro, en cambio,
ayuna el paladar, pues no es capaz de tomar parte en nada.
Por cuantas divinidades contiene la áurea morada regia del cielo
pido agua: ella está en todas mis súplicas.
Creo que estoy suplicando a rocas o a cualquier cosa más dura que ellas;
a tal punto pierdo mis ruegos con una lágrima cayendo.
Volvamos ahora, finalmente, a nuestra casa. Quizás
el sueño antes expulsado vuelva a visitar nuestros ojos cansados.

Elegia III
Deliria

Accedunt curis curae requiesque negatur,
iamque resurgendi spes mihi nulla manet.
[9r] In peius ruimus:[124] caput invariabile nuper
delirat, species nec patiturque suas.
Mens mea tot saevos constanter passa timores,
deficit et tantum ferre recusat onus.
Seu facit hoc terror seu nox insomnis et esus
defectus vel agens viscera nostra sitis.[125]
Mutantur facies rerum transmutor ubique,
in lectoque jacens ambulo mille locis.
Nunc videor venisse forum medioque popelli
mecum portato stratus inesse toro.
Plurimus unde pudor, rideri quippe putabam,
et caedi turba conspiciente jocis.
Nunc adsum templo, sacrum dum mysta celebrat,
et de more, palam gente, jacere meo.
Non raro sternor subterlabente canali,
murmur et ausculto praetereuntis aquae.
Inde timor noceat ne, si madidaverit, unda,
erigitur quare culcitra saepe mihi.
Nunc inter diros videor discumbere ventos
et clamare, mihi frigidus Auster obest.
Nunc ad me cerno de rure accedere plures
paulatimque intro voce tacente gradi.
"Eiice", dixi, "istos", trepidans iam totus, "agrestes!"
"Eiice, ne rapiant tectaque nostra crement!
Rusticus hic quid agit? Quid vult tam muta caterva?
Estne Acherontiaci turba cruenta lacus?"[126]
Hinc comite ascendo supra pruneta grabatto
et per praeruptum concido saepe locum.

[124] *In peius ruimus*: cf. Verg. *G.* 1. 200, *in peius ruere ac retro sublapsa referri.*

[125] *nostra sitis*: cf. Prop. 3. 5. 4, *nec bibit e gemma divite nostra sitis.*

[126] *Estne — lacus*: cf. Ov. *Ib.* 178, *exulis Aegypti, turba cruenta, nurus.*

Elegía III
Delirios

Se suman preocupaciones a las preocupaciones y se me niega el descanso,
y ya no me queda esperanza alguna de volver a levantarme.
Voy de mal en peor: la cabeza, hasta hace poco estable,
delira, y no puede soportar sus visiones.
Mi mente, que ha padecido sin parar tantos crueles temores,
falla y se niega a llevar una carga tan grande.
O es el terror el que produce esto o la noche sin dormir
y la falta de alimento o la sed que remueve mis vísceras.
Cambia la apariencia de las cosas y soy llevado de un lado para otro.
Al tiempo que yazgo en el lecho, camino por mil lugares.
Ahora me imagino que he llegado al foro y que estoy
en medio del gentío, tendido en mi diván, que he traído conmigo.
Por ello siento gran vergüenza, ya que pensaba que era objeto de bromas,
y que, bajo las miradas de la muchedumbre, era atacado por sus burlas.
Ahora estoy en el templo, mientras el sacerdote celebra el ritual
y estoy recostado a mi manera habitual frente a la gente.
No pocas veces me veo tendido al tiempo que un canal corre por abajo,
y escucho el murmullo del agua que pasa.
De ahí el temor de que el agua, si me moja, pueda hacerme daño;
por este motivo levanto la almohada con frecuencia.
Ahora me parece que estoy recostado en medio de terribles vientos
y que grito. El frío Austro se me enfrenta.
Ahora veo que muchos vienen hacia mí desde el campo
y que poco a poco caminan hacia adentro en silencio.
"¡Aleja a estos campesinos!" dije temblando entero.
"¡Aléjalos para que no saqueen y prendan fuego a nuestras casas!
¿Qué hace este rústico? ¿Qué quiere esta caterva tan silenciosa?
¿Es acaso la ensangrentada turba del lago Aqueronte?"
Desde aquí me elevo sobre un campo de ciruelos en la camilla que me acompaña
y me desplomo una y otra vez por un escarpado lugar.

Me quoque pugnantem rigido certamine vidi
Hispanos inter Francigenasque truces.
Militibus fervebat ager sonitumque repulsa
armorum strepitu culmina celsa dabant.
Tympana cum lituis horrenda voce fremebant,
quadrupedante sono[127] terra tonabat equum.
[9v] Me sonipes candens nigra cui vestigia vexit,
inque illo pugnax agmine Gallus eram.
Obtriti fuimus primis incursibus isti,
victa dedit turpi gens mea terga fugae.
In cursu lapsus coepi dubitare quis essem,
Gallus an Hispanus, Gallicus esse timens.
Quod stabam a Gallis, Gallus sum, Hispanica lingua
me tamen ex Franca credere gente vetat.
Scilicet adversis semper resipiscimus omnes,
et mala nos cogunt saepius esse probos.
Non possum non mirari cur gallicus essem,
cum meus ex illo sanguine nil habeat.
Hispanus[128] prognatus utraque ab origine totus
deffero plus patriae qua pietate decet.
Nimirum affingit quas vult adimitque figuras
arbitrio somni tempus inane[129] suo.

[127] *quadrupedante sono*: cf. Sil. 12. 564, *quadrupedante sono perculsae moenia Romae*; Verg. *A*. 8. 596: *quadrupedante putrem sonitu quatit ungula campum*.

[128] ms. enmendado *Chillenus*, por una mano posterior (véase "Introducción").

[129] *tempus inane suo*: cf. Verg. *A*. 4. 433, *tempus inane peto, requiem spatiumque furori*.

También me vi luchando en una dura batalla
entre hispanos y feroces franceses.[130]
El campo hervía de soldados y las altas montañas devolvían en eco,
con estrépito, el sonido de las armas.
Tambores y trompetas rugían con horrenda voz,
la tierra tronaba con el galopante sonido de los caballos.
Me llevó un corcel blanco de huellas negras,
y en ese ejército era un combativo galo.
Ahí fuimos aplastados por los primeros asaltos
y mi gente vencida se dio vergonzosamente a la huida.
Después de caer en el camino comencé a dudar quién era yo,
si un galo o un hispano, temiendo ser galo.
Como estaba de parte de los galos, galo soy, pero la lengua española
me impide, sin embargo, creer que soy de estirpe francesa.
Como es sabido, todos recuperamos siempre la cordura en la adversidad,
y los males más frecuentemente nos empujan a ser buenos.
No puedo no admirarme de por qué era galo
siendo que mi sangre nada tiene de esa.
Nacido todo hispano,[131] de ambas familias,
rindo deferencia a la patria con la piedad que corresponde.
Ciertamente el vano tiempo del sueño
agrega y suprime a su arbitrio las imágenes que quiere.

[130] *una dura batalla entre hispanos y feroces franceses*: el enfrentamiento entre franceses y españoles podría estar haciendo eco de la batalla de Pamplona, en 1521, en la cual, después de caer gravemente herido, Ignacio de Loyola comienza su proceso de conversión.

[131] *Nacido todo hispano*: véase la nota al texto latino. La alusión a la nacionalidad no forma parte del poema respectivo en la segunda redacción. Sin embargo, el título de esta incorpora el gentilicio *Chilensis* y, al mencionar a Leutraro, se lo llama *chilenus Annibal* ("Elegia II" 153).

Elegia IV
Tubera

Quarta luce tamen, mens iam defessa vagandi
restituit se se judiciumque mihi.
Exsero tunc furtim digitos frontemque retento,
invenioque in ea tubera multa stupens.
Attrecto nasum, mirum, succreverat ille,
longus erat palmos, crassus itemque, duos.
Tango caput, saxis horrebat turpiter altis,
mons velut haud procul hinc Christophorinus adest.
Devenio ad tergum, species teterrima tergi,
totum nodosi stipitis instar erat.
Cerno deinc ventrem, comparuit horridus ille,
creverat et quantum crescere saevit hydrops.[132]
Tento pedes, digitos miror duplicasse tenorem,
dissimiles suris et nihil esse suis.
Bracchia, terga, manus oculosque, et femora et alvum
et vel gingivas pustula dura tenet.
Omnia sunt vomicis asperrima facta pudendis,
pusque artus omnes occupat acre meos.
[10r] Lazarus haud aliter fuit ille miserrimus olim,
tabida sic sanie membra fuisse reor.
Undique contingo lapides montanaque saxa,
et rigidi scopuli corpora nostra tenent.
“Hei mihi”, vociferor, “iam in durum transeo montem,
vae mihi, vae, totus iam lapidesco miser!”
Iam mea paulatim mutari membra videntur;
ossa petrae fiunt, terra fit aegra caro.
Saxa habeo, quid enim restat? Montescere[133] coepi,
Atlas in Lybico qualiter ille solo.
Iam metamorphosin Naso meditabitur alter
qua, plectente deo, mons abiisse canar.

[132] *creverat — hydrops*: cf. Hor. *Carm.* 2. 2. 13, *crescit indulgens sibi dirus hydrops*.

[133] *Montescere*: el verbo, de muy escasa aparición, se encuentra documentado en Du Cange, “montis instar attolli”.

Elegía IV
Tumores

Al cuarto día, sin embargo, la mente ya cansada de vagar
se restableció y me devolvió el juicio.
Entonces saco furtivamente los dedos y toco mi frente,
y, estupefacto, encuentro muchos tumores en ella.
Palpo mi nariz: ¡oh sorpresa!, ella había crecido
y tenía dos palmos de largo y lo mismo de ancho.
Toco mi cabeza: se encrespaba horriblemente en altas rocas,
como el cerro San Cristóbal, que no está lejos de aquí.
Llego a mi espalda: especie aterradora de espalda,
toda ella era semejante a un tronco nudoso.
Luego miro mi vientre: este se presentaba granuloso,
había crecido también cuanto crece en su furia la hidropesía.[134]
Toco mis pies: me sorprendo de que mis dedos hayan duplicado su tamaño,
y de que en nada se diferencien de las pantorrillas.[135]
Una dura pústula ocupa los brazos, la espalda, las manos y los ojos,
los muslos, el vientre e incluso las encías.
Todo se ha vuelto rugosísimo con los vergonzosos tumores,
y el agrio pus ocupa todas mis extremidades.
No de otra forma estuvo en el pasado el muy desdichado Lázaro;[136]
creo que sus miembros así se corrompieron por la secreción.
En todas partes toco piedras y rocas montañosas,
y rígidos peñascos dominan mi cuerpo.
"¡Ay de mí!", grito, "Ya me vuelvo un duro monte.
¡Ay de mí! ¡Ay, ya me vuelvo, oh desdichado, entero piedra!"
Ahora parecen transformarse poco a poco mis miembros.
Mis huesos se vuelven rocas; mi carne enferma se vuelve tierra.
Tengo rocas, ¿qué resta, pues? He comenzado a volverme monte,
así como Atlas en el suelo libio.[137]
Ya compondrá un nuevo Nasón una metamorfosis
en la que seré cantado como alguien que, golpeado por un dios, se volvió monte.

[134] *hidropesía*: "enfermedad causada por un conjunto de aguas que se hace en alguna parte del cuerpo; la cual suele proceder de beber con exceso, y causa hinchazón" (*Academia* 1780).

[135] *Toco mis pies — pantorrillas*: el texto de la segunda redacción omite la mención a los dedos, reemplazando el término por *solitum* para cumplir con la métrica: *Tango pedes, solitum miror duplicasse tenorem / dissimiles suris et nihil esse suis* ["Toco mis pies, me sorprendo de que hayan duplicado su tamaño habitual / y de que en nada se diferencian de las pantorrillas"].

[136] *Lázaro*: la referencia al "mendigo Lázaro, lleno de llagas", que se asoció con la lepra y pasó a ser considerado patrono de los pobres y de las víctimas de enfermedades infecciosas, se encuentra en Lucas 16, 19-31 ("Parábola del rico y Lázaro").

[137] *como Atlas en el suelo libio*: se alude aquí a la cadena montañosa en el norte de África que fue asociada por la tradición a los hombros del titán, la cordillera del Atlas.

Ah male dicetur, nam nil in numina feci,
poenam tam diram quo meruisse queam.
Non Iovis intranti soboli mea tecta negavi,
visa Medusa artus verteret unde meos.
Non in Latonam, sicut sypileia coniux,
turgida desipiens verba loquutus eram.
Pustula rupta tamen nullum vomit ore cruorem[138]
(ecce novus terror) diminuitque modum.
Quaeque fuit grandis metui, nunc facta pusilla
quidquid erat reliquum substulit illa spei.
Nam morti audieram nec posse obstare Galenum,
introrsum pestis cum fugitiva petit.
Confiteor, tanto perculso vulnere paene,
momento est ipso perdita vita mihi.
Vivere quisquis amat sic me consideret actum
ut dicam "aeternum iam, mea terra, vale".
Iudicio astantum nam sum damnatus, et omnis
me clamat mortis calculus esse reum.
Utque magis premerer, nostri commilito morbi
paene in conspectu peste necante periit.
Nam vicinus erat fueratque sequente cubili,
advenit casus nuncius unde statim.
Difficile est nimium, nec vox mihi suppetit apta
dicere notitia qualiter hac stupui.
[10v] Obriguere comae, se se in cor sanguis adegit
et qui restabat fugit ab ore[139] color.
Tunc iterum supplex imploro numina sancta,
pro vita et voveo multa gerenda mea.
Praecipue Virgo impenso clamore vocatur,
a teneris annis quae mihi culta fuit.
"Alma parens",[140] inquam, "dederis miserata salutem,
me tibi devotum tempus in omne tene".
Audivit Regina preces, dudumque fugatus
detinuit rursus lumina nostra sopor.

[138] *vomit ore cruorem*: cf. Verg. *A*. 10. 349, *fronte ferit terram et crassum vomit ore cruorem*; *G*. 3. 516, *concidit et mixtum spumis vomit ore cruorem*.

[139] *ab ore color*: cf. Ov. *Tr*. 2. 30, *non adeo nostro fugit ab ore pudor*.

[140] *Alma parens*: cf. Verg. *A*. 2. 592, *alma parens, confessa deam qualisque videri*.

Ah, se dirá que estuvo mal, pues nada en contra de divinidad alguna he hecho
como para ser capaz de merecer una pena tan siniestra.
No negué mi techo al retoño de Júpiter que estaba entrando,
como para que Medusa, al ser vista, transformara mis miembros.
No a Latona,[141] como la esposa sipileya,
le dije, delirando, grandilocuentes palabras.[142]
La pústula, aunque rota, no libera por su boca sangre alguna
(he aquí un nuevo terror) y reduce su medida.
Esta, que antes fue grande para mi temor, vuelta ahora pequeña,
se ha llevado todo lo que me quedaba de esperanza.
Pues había escuchado que ni Galeno puede hacer frente a la muerte
cuando la peste fugitiva se dirige al interior.[143]
Confieso que, golpeado apenas por una herida tan grande,
en ese momento perdí la vida.
Todo el que ama vivir considéreme acabado
al punto de decir "Adiós, tierra mía, por siempre".
Pues según el parecer de los que están cerca estoy condenado,
y todo cálculo grita que soy reo de muerte.
Y, para mayor sufrimiento, mi compañero en la enfermedad
perece casi a mi vista, víctima de la peste.
Pues era mi vecino y había estado en el lecho contiguo,
desde donde inmediatamente llegó el anuncio de su muerte.
Es en extremo difícil, y no me alcanza la voz
para decir cuán atónito quedé con esta noticia.
Comenzaron a ponerse rígidos mis cabellos, la sangre se aglomeró en mi corazón
y el color que quedaba se alejó de mi faz.
Entonces, suplicante, imploro nuevamente a las deidades sagradas
y hago un voto de que haré muchas cosas a cambio de mi vida.
Con vehemente clamor llamo sobre todo a la Virgen,
que fue venerada por mí desde mis tiernos años.
"Madre nutricia", digo, "dame, compadecida, la salvación;
haz que me mantenga devoto a ti en todo momento".
La Reina escuchó mis súplicas, y el sueño, que hace tiempo
se había fugado, se apoderó nuevamente de mis ojos.

[141] *Latona*: nombre latino para la hija de los titanes Ceo y Febe, Leto, madre de Apolo y Diana.

[142] *un nuevo Nasón — grandilocuentes palabras*: en estos versos Molina alude explícitamente a Ovidio y se concentra en dos figuras mitológicas mutadas en roca. El mito de Atlas, a quien Perseo le muestra la cabeza de la gorgona por haberle negado el hospedaje, transformándolo en monte, es relatado en *Met.* 4. 631-662; el de Níobe, que por soberbia pierde a sus hijos a manos de los dioses y se vuelve piedra debido al sufrimiento, aparece en *Met.* 6. 146-312.

[143] *La pústula... no libera sangre alguna — la peste fugitiva se dirige al interior*: aquí Molina deja entrever que compartía la creencia de que la ausencia de sangre al abrirse las pústulas –quedando, pues, el mal en el interior del organismo– era signo de una manifestación más fuerte y mortal de la enfermedad. Costa Casaretto menciona que esta opinión es compartida por Sydenham: "No he visto jamás ni oído decir que ningún enfermo haya perecido porque la viruela no hubiese salido al primer envite; mientras que una infinidad ha perecido porque las pústulas, que al principio habían salido a las mil maravillas, y que ofrecían las más bellas esperanzas, reingresaron en seguida contra la naturaleza de la enfermedad" (1979b, pp. 1144-1145).

Elegia V
Fames

Alter restabat tantis angoribus angor,
et deerat poenis ultima poena meis.
Digna fames Stygiisque locis Stygiisque colonis,
si non afferret signa salutis, adest.
Iam penitus fugit sitis, obliviscor aquarum,
solius meminit mens, prius usta, cibi.
Quaeque odit nuper tantis conatibus escam,
hanc unam nullo bucca pudore rogat.
Hanc cupit, hanc[144] clamat, votis hanc omnibus orat,
occupat haec somnum verbaque cuncta tenet.
Auderem effronti Francisco a Caesare vultu
poscere de mensa terrificante cibum.
Auderem regumque manu decerpere caenam,
si mihi poscenti caena negata foret.
Mille mihi tauros, totidem disponite vaccas:
prandiolum, quae ingens turba videtur, erit.
Non sat erit pampae quidquid tenuere molestae,
non quod habet campis ungaris ora suis.
Parva, Sagunte, fuit quam passa es[145] turpiter olim,
parva tua est Gotico, Roma, sub hoste fames.
Rebus ab immundis potuistis ducere vitam,[146]
munda immunda simul non licet esse mihi.[147]
[11r] Saevus adest custos crudelior omnibus ursis,
dirior Harpiis, qui mihi cuncta rapit.
Sive parum poscas torvo sermone negabit,
sive petas multum non minus ille negat.
Frustra per divos, per qui genuere parentes[148]
poscere coneris, consequerere nihil.
Mille habet inclusam ferratis clavibus escam,
mille seris panem lignea capsa tenet.

[144] *Hanc cupit, hanc clamat*: cf. Ov. *Fast.* 1. 417, *hanc cupit, hanc optat, sola suspirat in illa.*

[145] ms. *est.*

[146] *potuistis ducere vitam*: cf. Verg. *A.* 2. 641, *me si caelicolae voluissent ducere vitam.*

[147] *non licet esse mihi*: cf. Ov. *Ep.* 15. 134, *Et iuvat, et sine te non licet esse mihi.*

[148] *per divos, per qui genuere parentes*: cf. Verg. *A.* 10. 596, *per te, per qui te talem genuere parentes.*

Elegía V
Hambre

A tan grandes sufrimientos quedaba por agregar un sufrimiento más,
y faltaba un último tormento a mis tormentos.
Un hambre digna de territorios y colonos estigios
–si no trajera signos de salud– se presenta.
Ha huido ya totalmente la sed, me olvido de las aguas;
solo del alimento se acuerda la mente antes abrasada.
Y mi boca, que hace poco con tanto empeño odiaba la comida,
esto único suplica ahora, sin pudor alguno.
La ansía, la llama, la pide con todos sus ruegos;
esta se apodera de mi sueño y ocupa todas mis palabras.
Osaría exigir al césar Francisco,[149] con desvergonzado rostro,
alimento de su aterradora mesa.
Osaría también coger con la mano la cena de los reyes
si a mí, al pedirla, la cena me fuese negada.
Dispónganme mil toros y el mismo número de vacas:
lo que parece una cantidad enorme será solo una pequeña comida.
No bastará todo lo que contengan las extenuantes pampas,
tampoco lo que tiene en sus campiñas la ribera húngara.
Pequeña fue, Sagunto, la que hace tiempo con vergüenza padeciste,[150]
pequeña es, Roma, tu hambruna bajo el enemigo gótico.[151]
Pudisteis vivir alimentándoos de cosas impuras;
a mí no me está permitido comer a la vez ni lo puro ni lo impuro.
Hay aquí un salvaje custodio más cruel que todos los osos,
más temible que las arpías,[152] que me arrebata todo.
Si pides un poco, lo negará con un discurso amenazador,
si pides mucho, no menos lo niega él.
En vano intentarías rogar por los dioses, por los padres
que lo engendraron; nada conseguirías.
Tiene el alimento guardado bajo mil llaves de fierro,
un cofre de madera con mil cerrojos resguarda el pan.

[149] *Francisco*: es probable que Molina nuevamente se esté refiriendo a Francisco I. Véase nota a *Indicia pestis* 5.

[150] *pequeña fue, Sagunto, la que... padeciste*: Molina alude aquí al sitio de Sagunto (219 a. C.), inicio de la Segunda Guerra Púnica. El evento es narrado por diferentes historiadores, entre ellos Polibio (3. 17) y Tito Livio (21. 7-8).

[151] *pequeña es, Roma, tu hambruna bajo el enemigo gótico*: al parecer corresponde al sitio y saqueo de Roma por parte de los visigodos entre los años 408 y 410.

[152] *arpías*: fuerzas sobrenaturales representadas en la tradición mitológica con cuerpo de ave y cabeza de mujer; como parte del castigo de Zeus a Fineo, están encargadas de robarle reiteradamente el alimento.

Heu! Juris scutella mali est alimonia tota,
bis datur haec multa saepe petita prece.
Additur hinc pulli crus nudum pelle, ciboque
non raro, quoniam nomine pellis abit.
Crusta datur panis paulo post dentibus esca,
inter eos (nec enim praeterit inde) manet.
Saepe volo clam furari, sed clave tenetur
arca nimis stricta non reseranda manu.
Attamen indoluit caelum miseretque laborum,
oblitus custos claudere nanque fuit.
Furtivo consurgo gradu formidine nulla,
audaces animos fecerat ipsa fames,
et clavem capioque manu pandoque trementi,
quosque queo panes furor, et obdo seram.
Hinc redeo lectum, furtum tegit indita lodix,
et fallo, falli si queat illa, famem.
Pro tanto superis grates persolvo favore,
ne sint difficiles et peto, si sit opus.

¡Ah! Un platillo de caldo malo es todo el sustento;
me sirven dos veces, después de pedirlo insistentemente, con gran súplica.
Luego le agregan una pata de pollo sin piel,
y muchas veces sin carne, ya que se va con el pretexto de que es piel.
Un poco después se da como alimento una corteza de pan a los dientes,
y entre ellos (pues de ahí no pasa) permanece.
A menudo deseo robarlo a escondidas, pero el arca es custodiada
por una llave en exceso apretada y no puede abrirse con la mano.
No obstante se compadece el cielo y siente misericordia de mis sufrimientos,
pues el custodio se ha olvidado de cerrarla.
Con paso furtivo me levanto, sin miedo alguno;
el hambre misma ya me había despertado audaces propósitos,
y con mano temblorosa tomo la llave y abro,
y robo cuantos panes puedo, y cierro la aldaba.
De allí vuelvo a la cama; la manta extendida encubre el robo,
y engaño –si es que ella puede ser engañada– al hambre.
Por tan gran favor doy gracias a las divinidades celestiales
y les pido que no sean duras, si es preciso.

Elegia VI
Sanitas

Tandem laeta dies[153] venit, fugientibus astris,[154]
qua lectum invisum linquere iussus eram.
[11v] Accepi vestes tineis fortasse comessas,
viginti quierant me sine tresque dies.
Ut possum surgo plantis titubantibus haerens
et baculo innixus limina quaero labans.
Aspicio lucem, cerno caelumque solumque,
quosque tenet flores area pulcra domus.
Tunc hilaris, tanquamque stupens exclamo*[155]
Iam licet aethereas cernere delicias?
Ut video te, sol, vitae pars optima nostrae?
Iam vivo, radiis gaudeo nanque tuis.
Alma dies in qua mereor tot gaudia felix
formosa est omnes inter habenda[156] dies.
Illa fac eximio niteat splendore quotannis,
Phebe, nec ulla nigret nubibus umbra suis.
Tu quoque festivis celebra concentibus istam
quae mihi lucescit, Pieris ora, diem.
Vos etiam laetis animis gaudete sodales,
quod victor mortis vester amicus adest.
Iam valeo, fugit pestis tabesque recesit,
corpore et in toto regnat amata salus.
Discrimen superest nullum, celebrate, sodales,
et mecum grates reddite caelicolis.
Chare Valentine, ac Araosi nobile pectus,
tuque animae, Regis, pars sine parte meae.
Sanguine qui cum sis clarissimus, indole dulci,
clarior ingenii nobilitate micas.
Tuque absens quanvis paucis aequande Philipe
patria quem jungit terra, et amoenus amor.

[153] *laeta dies*: cf. Ov. *Fast.* 1. 87, *salve, laeta dies, meliorque revertere semper.*

[154] *fugientibus astris*: cf. Man. 3. 351, *paulatimque perit, spatio fugientibus astris.*

[155] La encuadernación impide identificar el final del verso 9.

[156] *inter habenda dies*: cf. Ov. *Am.* 1. 11. 2, *Docta neque ancillas inter habenda Nape*; cf. Ov. *Fast.* 5. 348, *illa cothurnatas inter habenda deas.* El fragmento *inter habenda dies* aparece en diversos textos neolatinos, entre ellos *Ad Gelliam rusticantem*, del humanista Andrea Navagero.

Elegía VI
Salud

Finalmente, huyendo los astros, llegó el día feliz
en que me estaba prescrito abandonar el detestado lecho.
Recibí mis ropas, quizás devoradas por las polillas,
habían descansado sin mí veintitrés días.
Como puedo me levanto, apoyándome sobre mis plantas vacilantes,
y sujetado en un bastón busco la salida tambaleándome.
Veo la luz y distingo el cielo y el suelo
y las flores que la hermosa casa tiene en el patio.
Entonces, alegre, grito como estupefacto.
¿Ahora me está permitido contemplar los goces celestiales?
¿Cómo es que te veo, sol, mejor parte de nuestra vida?
Ahora estoy vivo, puesto que me alegro con tus rayos.
Día nutricio en que afortunado merezco tantas alegrías,
día que entre todos debe ser considerado hermoso.
Haz que este brille con singular esplendor cada año,
Febo, y que ninguna sombra lo oscurezca con sus nubes.
Celebra tú también con cantos festivos este día
que brilla para mí, costa de Pieria.
Alegraos también vosotros con espíritu dichoso, compañeros,
pues aquí está vuestro amigo, vencedor sobre la muerte.
Ya me encuentro bien, ha huido la peste y ha retrocedido la enfermedad,
y en todo mi cuerpo reina la amada salud.
No queda peligro alguno, celebrad, compañeros,
y dad gracias conmigo a los habitantes del cielo.
Querido Valentín, y noble pecho de Araos,
y tú, Regis, parte sin parte de mi alma.
Aunque eres muy ilustre de sangre, de dulce carácter,
con más esplendor brillas por la nobleza de tu ingenio.
Y tú, Felipe, ausente aunque igualable a pocos,
a quien la patria y un agradable cariño me unen.

Tu tandem, Xavier, nostrae patrone camoen[ae]
qui mihi Maecenas tempus in omne fav[es].

Finis.

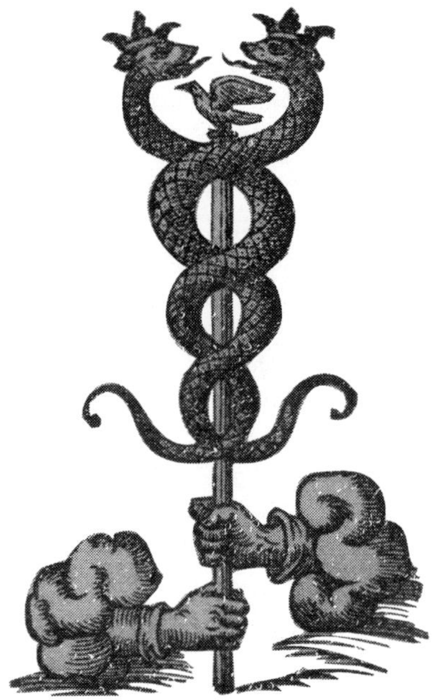

Finalmente tú, Javier, patrono de nuestro canto,
que, cual Mecenas, en todo momento me favoreces.

Fin.

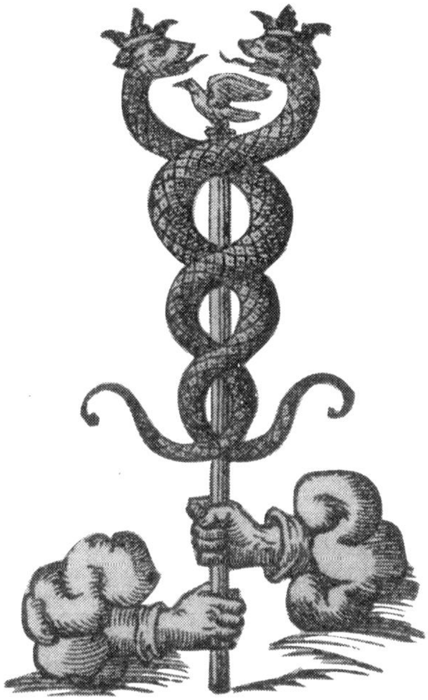

De peste variolis vulgo dicta / Acerca de la comúnmente llamada peste de viruelas

[64r] Eripiunt[1] subito ex oculis spectacula rerum[2]
prospectuque frui liberiore vetant.
Sic nigra fuligo per nostrum sparsa cubile
undosis fertur concita vorticibus.
Vixque lucerna mihi densa inter nubila fumi
prospicitur maestis languida luminibus.

Iohannis Ignatii Molinae Chilensis[3]
De peste variolis vulgo dicta

Liber II

Elegia I

Prima meo febris consedit corpore, prima (16.)[4]
intulit in nostrum signa inimica caput.
Illa malis tantis portam praegressa reclusit
et planum stravit qua graderentur iter.
Illa mihi insomnes immansuetissima noctes
efficit et tristes hospita cruda dies.
Ignea, ni fallor, tota est, tota ardet et urit,
quaeque potest diro tangere dente vorat.
Undique scintillas expirat, et undique flammas
qua se cumque[5] refert plena furore vomit.
Pone sequuntur eam rabies pallorque tremorque,
sudor et anxietas, cumque calore dolor.
Non illam frigus, non unda nec ipsa pruina,
non retinet rigido bruma perusta gelu.[6]
Per medias hyemes intrat glaciemque per ipsam,
semper inextincto labitur alta pede.
Hanc olim, ut perhibent, Stygiis trepidantibus antris,
edidit horrendis Tartarus ipse sonis.

1 El texto de *De peste variolis vulgo dicta* ha llegado incompleto a nosotros; del primer libro solo contamos con los últimos seis versos, que forman parte del folio 64r.

2 *spectacula rerum*: cf. Verg. *G.* 4. 3, *admiranda tibi levium spectacula rerum.*

3 *Chilensis*: ver nota 1 a *De peste variolarum.*

4 ms., al pie: *(16.) Dum commentabar hanc elegiam me febris solito violentius premebat.*

5 *qua se cumque*: cf. Verg. *A.* 11. 762, *qua se cumque furens medio tulit agmine virgo.*

6 *perusta gelu*: cf. Ov. *Tr.* 3. 4b. 2(48), *me tenet, adstricto terra perusta gelu.*

Repentinamente nos arrebatan de los ojos el espectáculo de las cosas
y nos prohíben gozar de una visión más libre.
Así un negro hollín esparcido por nuestro lecho
se mueve impetuoso en undosos torbellinos.
Apenas alcanzo a ver con mis afligidos ojos
la débil luz de la lámpara entre densas nubes de humo.

Acerca de la comúnmente llamada peste de viruelas
Del chileno Juan Ignacio Molina

Segundo libro

Elegía I[7]

La fiebre fue la primera en instalarse en mi cuerpo, trajo[8]
a nuestra cabeza los primeros estandartes enemigos.
Ella, adelantándose, abrió la puerta a males enormes
y allanó un camino por el que pudieran avanzar.
Ella, crudelísima, me produjo noches sin dormir
y, desalmada huésped, tristes días.
Si no me engaño, es toda ígnea, arde toda y quema,
y devora todo lo que puede tocar con su temible diente.
Por todos lados exhala chispas, y por todos lados
por donde pasa vomita llamas, llena de furor.
Detrás la siguen la rabia, la palidez, el estremecimiento,
el sudor y la angustia, y junto con el calor el dolor.
Ni el frío, ni el agua, ni la nieve misma,
ni el invierno quemado por su rígido hielo la contiene.
Entra por el medio del invierno y por el hielo mismo,
se desliza elevada, con pie siempre encendido.
En otro tiempo a esta, como cuentan, mientras se estremecían las grutas estigias,[9]
la engendró el Tártaro[10] mismo en medio de horrendos sonidos.

[7] El contenido de esta elegía tiene su paralelo en la elegía "Febris" de *De peste variolarum* (Libro II).

[8] Nota al pie: "Mientras componía esta elegía la fiebre me oprimía con más violencia que de costumbre".

[9] *estigios*: véase nota 33 a la primera redacción.

[10] *Tártaro*: véase nota 71 a la primera redacción.

[64v] Protinus infernas circum grassata cavernas
incendit flammis Taenara tota suis.
Arsit Styx revoluta vadis, arsere frementes
quas Cocytus agit pulverulentus aquae.
His emersa locis et progenitoribus istis
transtulit in nostram castra nefanda domum.
Quaque premit miseras illuc inamabilis umbras
nunc me saevitia non leviore premit.
Labitur insano per membra trementia passu
atque aestus spargit lubrica ubique suos.
Utque auctus ventis solet auxiliantibus ire
latius in siccos cum cadit ignis agros,[11]
sic illa excrescit, quoque amplius ambulat instat
amplius: ipsi aperit facta ruina viam.
Officio iam lingua suo non fungitur, haeret,
totaque vix querulos eripit usta sonos,[12]
scissaque in horrentes sulcos subterque supraque
immunda mixto sanguine tabe fluit.
Lumina scintillant, strident tinnitibus aures,
aptaque praeclusis naribus aura deest.
Exardet caput immensum, tota Aetna videtur
Trinacrios eodem transposuisse rogos.[13]
Friguntur flammis penetrantibus ossa medullae,
et velut in furnis aera liquata fluunt.[14]
Iam me natura febris teterrima cunctis
artubus incensis induit ipsa sua.
Ignesco totus, totus candesco, forasque
ex toto flammas corpore mitto meo;
omnis nativus calor est conversus in ignem,
quaeque prius fovit nunc male membra vorat.
Non secus Aethnea exardet fornace Typhaeus,
fulmine percussus, Juppiter alme, tuo.[15]
Cur tamen in tantis me linquunt aestibus omnes?
Quin quacunque mihi subsidiantur ope?

[11] *latius — agros*: cf. Febris 28, *ut solet in siccis cum cadit ignis agris*; cf., asimismo, Elegia IV 30, *cum siccos ignis depopulatur agros*.

[12] *Officio — sonos:* cf. Febris 37-38, *Officio iam lingua suo non fungitur, haeret, / mutaque vix querulos eripit usta sonos*.

[13] *Trinacrios — rogos*: cf. Catul. 68. 53, *cum tantum arderem quantum trinacria rupes*.

[14] *Friguntur — fluunt*: cf. Febris 29-30, *Ardent ut lateres positi in fornace medullae, / utque flagrant furnis aera liquata suis*.

[15] *Non secus — tuo*: cf. Febris 33-34, *Sic jacet Aetnaeo fervens ardore Typhoeus, / fulmine percussus, Juppiter alme, tuo*.

En seguida, se puso a deambular alrededor de las cavernas infernales
e incendió el Ténaro[16] entero con sus llamas.
Ardió la Estigia revuelta con sus vados, ardieron
las aguas rugientes que mueve el Cocito[17] polvoriento.
Salida de estos lugares y de tales progenitores,
trasladó a nuestra casa su abominable campamento.
Y ahora me presiona con una crueldad no más leve
que aquella con la que allí presiona, detestable, a las desdichadas sombras.
Se desliza con paso furioso a través de los miembros que tiritan,
y escurridiza esparce por todas partes sus ardores.
Y tal como suele expandirse más el fuego, aumentado
con la ayuda de los vientos, cuando cae sobre campos secos,
y cuanto más ampliamente se despliega más ampliamente
presiona, así crece ella: el desastre producido le abre el camino.
La lengua ya no cumple su función; se paraliza,
y toda quemada apenas profiere sonidos de lamento,
y rasgada en terribles hendiduras abajo y arriba,
le fluye el impuro pus mezclado con la sangre.
Los ojos centellean y zumban los oídos con los ruidos,
y, cerrada la nariz, falta el aire suficiente.
Arde desmesurada la cabeza, parece que todo el Etna
ha transportado ahí mismo las piras sicilianas.
Se fríen, mientras las llamas penetran los huesos, las médulas,
y fluyen como el metal fundido en las fraguas.
Ya la horrible fiebre, después de incendiar
todas mis extremidades, me viste con su misma naturaleza.
Ardo todo, me abraso todo, y lanzo
llamas afuera desde todo mi cuerpo;
todo calor natural se ha transformado en fuego,
y los miembros que antes entibiaba, ahora los devora violentamente.
No de otro modo arde Tifón en el horno del Etna,
oh Júpiter nutricio, golpeado por tu rayo.[18]
¿Pero por qué me abandonan todos en tan grandes ardores?,
¿por qué no me proporcionan alguna ayuda?

[16] *Ténaro*: véase nota 99 a la primera redacción.

[17] *Cocito*: uno de los ríos del infierno (cf. Verg. *A*. 6. 323).

[18] *No de otro modo arde Tifón — oh Júpiter nutricio, golpeado por tu rayo*: véase nota 103 a la primera redacción.

Haec domus usta ruit, rapidas extinguite flammas,
ferte cito limphas, haec domus usta ruit!
[65r] Quid nunc, aequales, agitis? Quin curritis et me
ex tantis rapitis, pectora chara, malis?
Maturate, mihi iam iam cor devorat atrox
pernicies imis indita visceribus.
Auxilium, o socii, socio celerate flagranti,
ni me lethali vultis ab igne rapi.
Me ferte in fluvium fluvioque immergite totum,[19]
obruet ardores forsitan unda meos,
aut saltem misera potero decedere vita
lenius optatas obrutus inter aquas.
Andini montes quorum juga celsa decorat (17.)[20]
nix aeterna albis sparsa cacuminibus,
o qui me sistat vestris in rupibus ustum,
spirat ubi algentis mobilis aura Noti!
Unde fugit timidis febris conterrita pennis,
quo calor incensis passibus ire pavet.
Quam blande ardentes mordent ibi frigora[21] sensus!
Fervida quam suavis ventulus ora fovet!
Grata ibi tempestas glaciali intexta pruina
nectare titillat pectora anhela suo.
Istic Elysios se se distendere campos
et Tempe et quotquot sunt loca pulcra[22] reor.
Quid meus unoculus cyclops nunc cogitat aut quam
in tantis poenis nunc mihi praestat opem?
Nil hic buglossi tam dira incendia contra,
nil hic quae blaterat turgida verba valent.
Tantum aberit saevos ut mitiget ille calores
ut flammas flammis accumulare volet.
Protinus occludi praeceperit arctius ambas
ne venti obrepat parvula stilla fores,
et super imponi mihi subsidiaria plura
stragula, et auferri siquid habemus aquae.

[19] *Me ferte — totum*: cf. Febris 41, *Me ferte in fluvium fluvioque immergite totum*.

[20] ms., al pie: *(17.) Andes, de quibus fol* [en blanco] *egimus, hyeme, et aestate perpetua nive albicant*.

[21] *Quam — sensus*: cf. Hor. *S.* 2. 45, *matutina parum cautos iam frigora mordent*.

[22] *Tempe — pulcra*: ms., fragmento de papel superpuesto.

¡Esta casa se derrumba incendiada, apagad las impetuosas llamas,
traed agua pronto, esta casa se derrumba incendiada!
¿Qué hacéis ahora, camaradas? ¿Por qué no corréis y me
arrastráis lejos, corazones queridos, de tan grandes males?
Apresuraos, ya me devora el corazón esta atroz
calamidad que ha entrado a lo más profundo de mis entrañas.
Acelerad, oh compañeros, la ayuda a este compañero que está ardiendo,
si no queréis que sea arrebatado por el fuego letal.
Llevadme al río y sumergidme entero en él,
quizás apaciguará su corriente mis ardores,
o al menos podré marcharme de esta vida desdichada
más suavemente, sumergido entre aguas queridas.
¡Montes andinos, cuyas cimas excelsas decora[23]
la nieve eterna esparcida en blancas cumbres,
oh, ojalá me sostenga, quemado, en vuestras rocas,
donde sopla la ligera brisa del Noto[24] helado!
De ahí huye la fiebre aterrada con tímidas alas,
hacia allá teme ir el calor con sus pasos incendiados.
¡Cuán suavemente los fríos muerden ahí los sentidos ardientes!
¡Cuán dulce acaricia el vientecillo la férvida boca!
Ahí la grata atmósfera entretejida con glacial escarcha
con su néctar hace cosquillas al pecho anhelante.
Creo que ahí se extienden los Campos Elíseos[25]
y Tempe[26] y cuantos lugares hermosos existen.
¿Qué piensa ahora mi cíclope de un ojo, o qué
ayuda me presta ahora, en medio de tan grandes penas?
Aquí no hay buglosa alguna contra tan feroces incendios,
nada valen aquí las hinchadas palabras que aquel parlotea.
Él estará tan lejos de mitigar los inhumanos calores
como agregar llamas a las llamas querrá.
De inmediato ordenará que más firmemente sean cerradas
ambas puertas, para que no entre ni una pequeña gota de viento,
y que me pongan encima más mantas de refuerzo
y, si tenemos algo de agua, que se la lleven.

[23] Nota al pie: "Los Andes, de los que hemos tratado en el fol. [en blanco], resplandecen blancos de nieve perpetua tanto en invierno como en verano".

[24] *Noto*: viento que soplaba en invierno desde el sur (cf. Plin. *Nat*. 18. 328).

[25] *Campos Elíseos*: corresponde, en la mitología grecolatina, al lugar en el que moraban las almas de los bienaventurados, caracterizado por prados y bosques verdes, una suave brisa, y el juego, las danzas y el canto (cf. Verg. *A*. 6. 637-644).

[26] *Tempe*: valle en la zona de Tesalia conocido por su hermosura. El nombre se utiliza también para referirse, de manera general, a cualquier valle hermoso (cf. Verg. *G*. 2. 469).

Ah! valeat certaeque sinat me occumbere morti
neu poenis poenas ingerat ille meis.
Hoc uno laetus duris concessero fatis,
si moriens illum non video ante torum.

¡Ah!, que se vaya y me permita sucumbir a la muerte segura,
y no añada él sufrimientos a mis sufrimientos.
Solo con esto cederé contento a los duros hados:
que al morir no lo vea a él frente al lecho.

[65v] Elegia II

Interea paritura febris parit horrida tetram
quae matrem superat vix bene nata sitim.[27]
Monstrum horrendum ingens, furiisque immanius ipsis,
supplicium infernas flebile subter aquas.
Ut venit immiti complectitur impete linguam,
et rapido transit viscera adusque gradu.[28]
Quacunque ingreditur vitalis anhelitus artus
deserit, et pennis aufugit aura citis.
Mens stupet, et tanto praevisa strage sub hoste
corporis et tristem commiserata vicem.
Me per visa prius veloci flumina cursu[29]
devehit ut vanis fallar imaginibus.
Nilque bibendo bibam,[30] gratoque errore furentis
tormenti interea dissimuletur onus,
Tantalus ut mediis Acherontis fluctibus extat
non bibiturus aquas quas bibiturus erat.[31]
Primus arenoso Maypus se gurgite monstrat, (18.)[32]
lympha tamen nimium limpida visa fuit:
unda Merunguaeas inter Maeandria fauces (19.)[33]
quod currit, novies versa recurrit iter.
Et toties tracto retractatoque liquore
purior, invitat quamlibet illa sitim.
Non procul hinc lepido rivus secat arva susurro,
accola jure Bonam dicere suevit aquam.[34] (20.)[35]
Vadimus ulterius: fluit hac divinitus olim
Cachapual primum linquere jussus iter. (21.)[36]
En Rioclarillus, claris qui dictus ab undis
pingit agros laeta fertilitate suos.
Hic Fernandopolim glaciali turbidus imbre
discretis cingit Tingiririca vadis. (22.)[37]

[27] *Interea — sitim*: cf. Sitis 1-2, *Interea paritura Febris parit horrida natam, / quae matrem iactat persuperare suam.*

[28] *Ut venit — gradu*: cf. Sitis 9-10, *Ut venit e lingua transit per corpora tota / et penetrat telis interiora suis.*

[29] *Ut venit — cursu*: ms., fragmento de papel superpuesto.

[30] *Me per visa — bibam*: cf. Sitis 15-16, *Me per visa prius veloci flumina cursu / ducit et ut biberem nulla bibendo docet.*

[31] *Tantalus — erat*: cf. Sitis 17-18, *Tantalus ut mediis Acherontis fluctibus extat / non bibiturus aquas quas bibiturus erat.*

[32] ms., al pie: *(18.) Fluvius a Jacobopoli 15 millia Austrum versus distans.*

[33] ms., al pie: *(19.) Inter fauces Merungueas, Merunge vulgo, rivus Maeandri in morem saepius in se revertitur.*

[34] *Primus arenoso Maypus — aquam*: cf. Sitis 19-22, *Hinc Maypus luteo primum se gurgite monstrat; / lympha licet turpis limpida visa fuit. / Cis Merumghaeas fauces est rivulus istic / quem vicina Bonam gens ea dicit aquam.*

[35] ms., al pie: *(20.) La Buenagua.*

[36] ms., al pie: *(21.) Fama in vulgus increbuit virum quendam notae sanctitatis hoc flumen ab antiquo alveo removisse, ut sibi liberum ingressum daret.*

[37] ms., al pie: *(22.) Oppidum in provincia Colchagua cuius agros Tingiririca flumen interfluit.*

Elegía II[38]

Mientras tanto la horrible fiebre parturienta da a luz a la repugnante
sed, que supera a la madre apenas bien nacida.
Un monstruo horrendo enorme, más salvaje que las furias mismas,
suplicio doloroso incluso bajo las aguas infernales.
Apenas llega envuelve la lengua con un cruel impulso
y con paso rápido atraviesa completamente las vísceras.
Dondequiera que entra, el soplo vital abandona
los miembros, y con rápidas alas huye la respiración.
La mente se pasma previendo el estrago bajo tan poderoso enemigo
y compadeciéndose del triste destino del cuerpo.
Me lleva con veloz curso por ríos antes vistos,
para ser engañado con imágenes vanas.
Y para beber sin beber nada, y para que con este agradable desvarío
del que delira se disimule entre tanto la carga del furioso tormento,
así como Tántalo[39] se levanta en medio de las olas del Aqueronte,[40]
para no beber las aguas que estaba a punto de beber.
Primero se muestra el Maipo con arenoso torrente,[41]
su agua sin embargo parecía demasiado cristalina:
su corriente meandria en medio de las gargantas de Merunge[42]
recorre de vuelta nueve veces el trayecto que hace.
Y más pura que el licor tantas veces filtrado
y vuelto a filtrar, atrae ella cuanto quiere a la sed.
No lejos de aquí corta los campos con amable susurro un arroyo;
con razón el lugareño acostumbra llamarlo Buenagua.[43]
Vamos más allá: por aquí fluye el Cachapoal,
que antiguamente recibió la orden divina de abandonar su primer curso.[44]
Y he aquí el Rioclarillo, que, habiendo tomado el nombre por sus claras corrientes,
pinta sus campos con rica fertilidad.
Aquí el Tinguiririca, con sus aguas separadas,
rodea, alborotado por la lluvia glacial, a San Fernando.[45]

[38] El contenido de esta elegía tiene su paralelo en la elegía "Sitis" de *De peste variolarum* (Libro II).

[39] *Tántalo*: véase nota 108 a la primera redacción.

[40] *Aqueronte*: véase nota 104 a la primera redacción.

[41] Nota al pie: "Río que se encuentra a 15 millas al sur de Santiago".

[42] Nota al pie: "En medio de las gargantas de Merunge, popularmente Merunge, el río da reiteradas vueltas en sí como el Meandro".

[43] Nota al pie: "La Buenagua".

[44] Nota al pie: "Popularmente se ha extendido la voz de que un hombre de reconocida santidad movió a este río de su antigua cuenca para darse libre acceso".

[45] Nota al pie: "Ciudad en la provincia de Colchagua cuyos campos atraviesa el río Tinguiririca".

[66r] Non ita post tumido quaerit Tenus aequora cursu, (23.)[46]
et celsas collis vertice ducit aquas.
Lontua saxifragis decorat Curicunta fluentis (24.)[47]
cumque Teno in pontum iam Mataquitus abit.
Iam prope Talcensis cernuntur culmina terrae, (25.)[48]
montibus a notis aura secunda venit.[49]
Hic est, ni fallor, Rioclarus amabilis amnis. (26.)[50]
Haec eadem antiquas sylva tegebat aquas.
Has ego per ripas atque his spatiatus arenis,
captabam his subter frigora blanda Themis. (27.)[51]
His sedi saxis, hoc artus gurgite lavi,
hic mihi piscanti plurima praeda fuit.
Salve nobilium Rioclare agitator aquarum,
quam laeto fluctus conspicor ore tuos!
Agnoscisne tui tanto post tempore amantem?
Haec satin' est facies nunc bene nota tibi?
Hei mihi, quam vereor ne me simulare rearis,
fabellamve aliquam texere velle putes.
Nec me visum unquam dicas nec noscere vultus
quos tanquam notos vendere tento tibi.
Usque adeo paucis in me bacchata diebus
mutavit faciem pestis acerba meam.
Expulit antiquum febris rabiosa colorem,
infecto macies diruit ungue genas.
Nil aliud iam sum nisi lurida mortis imago,
et praedamnatum turpe cadaver humo.
Pendula corrosis vix carnibus ossea restat
forma supervacuos progenitura metus.[52]
Quid mirum, offensus si me contingere lymphas
optantem prohibes, amnis amice, tuas:
mi Rioclare, vale, iam nos vocat obvia Talca,
prima juventutis conscia Talca meae.[53]
[66v] Heic ego, defuncto patria genitore relicta,
edidici linguam, Martia Roma, tuam.

[46] ms., al pie: *(23.) Tenus flumen inter Maulicam Colchaguamque provincias per collis juga fluit.*

[47] ms., al pie: *(24.) Curicus, oppidum in Maulica prope Lontuam flumen, qui commixtus Teno Mataquiti nomen accipit.*

[48] ms., al pie: *(25.) Talca, oppidum primarium Maulicae, ubi latinis litteris operam dedi.*

[49] *Vadimus ulterius — aura secunda venit*: cf. Sitis 23-34, *Vadimus ulterius: fluit hic divinitus olim / Cachapual primum linquere jussus iter. / En Rioclarillum, claris qui dictus ab undis / pingit agros multa fertilitate suos. / Hac Fernandopolim regalem nomine solum / discretis cingit Tinguiririca vadis. / Non ita post tumido quaerit Tenus aequora cursu, / hinc illinc multas et rigat ille casas. / Lontua saxifragis decorat Curicunta fluentis, / cumque Teno in pontum, iam Mataquitus, abit. / Iam prope Talcensis cernuntur culmina terrae, / montibus a notis aura secunda venit.*

[50] ms., al pie: *(26.) Rioclarus, flumen prope Talcam.*

[51] ms., al pie: *(27.) Themus, arbor chilensis folio subviridi, odorifero, flore candido plerunque, luteo aliquando.* Cf. Molina, *Saggio sulla storia naturale del Chili* (1782), pp. 174-175.

[52] *Supervacuos… metus*: cf. Ov. *Pont.* 2. 7. 6, *saepe supervacuos cogit habere metus.*

[53] *iam nos vocat — meae*: cf. Sitis 37-38, *Iam nos Talca vocat surgentibus inclyta tectis, / Talca juventutis conscia prima meae.*

No mucho después busca el Teno el mar con curso hinchado,[54]
y desde lo más alto de la montaña guía sus elevadas aguas.
El Lontué decora Curicó con sus caudales que quiebran las rocas[55]
y con el Teno sale al mar, llamado ahora Mataquito.
Ya cerca se ven las cimas de la zona de Talca;[56]
una brisa favorable viene desde las conocidas montañas.
Aquí está, si no me equivoco, el río Claro, amable corriente.[57]
Este mismo bosque cubría sus antiguas aguas.
Yo, deambulando por estas riberas y en estas arenas,
intentaba tomar sus suaves frescos bajo estos temues.[58]
Me senté en estas rocas, en este remolino bañé mis extremidades,
aquí conseguí abundante presa al pescar.
¡Salve, río Claro, agitador de aguas nobles,
con qué alegre rostro contemplo tus ondas!
¿No reconoces, tanto tiempo después, a este amante tuyo?
¿No te es ahora suficientemente bien conocido este rostro?
¡Ay de mí!, cómo temo que creas que estoy fingiendo
o que pienses que quiero urdir un cuento.
Y que digas que nunca me has visto y que no conoces mi rostro,
que intento vendértelo como conocido.
Hasta tal punto en pocos días, corriendo desbordada en mi interior,
la acerba peste ha cambiado mi rostro.
La fiebre furiosa ha expulsado el antiguo color,
la delgadez ha arruinado con uña emponzoñada las mejillas.
Ahora no soy otra cosa que una pálida imagen de la muerte
y un repugnante cadáver condenado anticipadamente a la tierra.
Apenas queda un colgante de huesos con las carnes corroídas,
figura que ha de engendrar miedos infundados.
¿Qué tiene de extraño si, sintiendo desagrado, impides
que yo, anhelante, toque tus aguas, río amigo?
¡Adiós, río Claro mío, ya nos llama Talca a su encuentro,
Talca, primera confidente de mi juventud!
Aquí yo, después de dejar la patria tras la muerte de mi padre,
aprendí tu lengua, Roma belicosa.

[54] Nota al pie: "El río Teno fluye por las cimas de las colinas entre las provincias de Maule y Colchagua".

[55] Nota al pie: "Curicó, ciudad en la región del Maule cerca del río Lontué, que al juntarse con el Teno recibe el nombre de Mataquito".

[56] Nota al pie: "Talca, ciudad principal del Maule, donde me entregué a las letras latinas".

[57] Nota al pie: "Río Claro, río cerca de Talca".

[58] Nota al pie: "Temu, árbol chileno de hoja verde pálido, fragante, de flor blanca la mayoría de las veces y en ocasiones amarilla".

Te duce et ornate non pavi dicere, Tulli,
doctaque securo scandere rostra pede.
Te quoque, cui primas deffert elegeia, novi,
Naso Tomitanae nobilis exul humus.
Tu me Pierias duxisti primus in oras,
undaque monstrasti qua sacra parte fluat.
Mens mea, pergamus, sitis importunior instat,
et quaecunque locus monstrat amara facit.
Hoc nemus umbrosum binis a fontibus humet, (28.)[59]
alter eget liquidis alter abundat aquis.
Alter arenosis, claris exhuberat alter
fluctibus, et dulci nomen ab imbre refert.
Ah! quoties oculis sinuoso vortice captis
consumpsi totum conspiciendo diem?
Absque siti quoties hausi de fontibus istis,
dum biberem, aetherium nectar in ore ratus?[60]
Ecce cavernosis saliens de collibus illis
rivulus in valles alter et alter abit.
Muscosis viden' ut sublapsi e rupibus imbres
mille et mille suas eiaculentur opes?
Linquamus tamen hos rivos, sitis arida paucis
non satiatur aquis, flumina vasta petit.
Millia bis septem percurrimus inde,[61] relictis
hac illac passim fontibus innumeris.
Et murmur longe auditur velut aequoris ingens,
et praeceps inter saxa rotata fragor.
Maulis adest fluviis tot vectigalibus auctus, (29.)[62]
et nive nudatis Andibus horribilis.
Educensque caput muscoso e gurgite cinctum
pro glaucis peumo duplice arundinibus (30.)[63]
“quantuscumque”, inquit, “sitias, bibe. Suppetet unda.
Ipse licet potet Taenarus, ipse fluam”.
[67r] Quin etiam, ponti, Pontus si forte periret,
replerem lymphis ut prius antra meis”.

[59] ms., al pie: *(28.) Campi inter Talcam Maulimque siti pulcherrimis rivis et fontibus scatent.*

[60] *Ah! quoties — ore ratus*: cf. Sitis 41-44, *Ah, quoties, oculis liquidas mirantibus undas, / consumsi totum conspiciendo diem! / Absque siti quoties hausi de fontibus illis, / dum biberem caeli nectar in ore ratus!*

[61] *Millia — inde*: cf. Sitis 45, *Millia bis septem percurrimus inde.*

[62] ms., al pie: *(29.) Maulis, inter chilenos fluvios fere princeps, 16. amnium aquis auctus in mare Pacificum influit.*

[63] ms., al pie: *(30.) Peumus, arbor procera foliis nigricantibus baccisque olivae non absimilibus, ad ripas huius fluvii frequentissima est.* Cf. Molina, *Saggio sulla storia naturale del Chili* (1782), pp. 185-186.

Con tu guía, Tulio,[64] no temí hablar con elegancia,
y subir con pie seguro las doctas tribunas.
También a ti, a quien la elegía concede el primado, conocí,
oh Nasón, noble desterrado en tierra tomitana.[65]
Tú el primero me llevaste hacia las costas pierias[66]
y me mostraste por qué lugar fluye la corriente sagrada.[67]
Pero sigamos, mente mía, la sed insiste con más dureza,
y cualquier cosa que nos muestre este lugar ella lo vuelve amargo.
Dos fuentes humedecen este bosque umbrío,[68]
una carece de aguas limpias, la otra abunda en ellas.
Una está llena de caudales arenosos, la otra de caudales claros,
y saca su nombre de la suave lluvia.
¡Ah!, ¿cuántas veces consumí el día entero contemplando,
con los ojos cautivados por su sinuoso torbellino?
¿Cuántas veces bebí, libre de sed, de estas fuentes,
pensando, mientras bebía, que tenía en mi boca un néctar celestial?
He aquí que brotando desde aquellas colinas cavernosas
salen un riachuelo y otro hacia los valles.
¿Ves cómo lluvias, deslizándose desde los musgosos peñascos,
por miles y miles descargan sus fuerzas?
Mas dejemos estos arroyos, la árida sed
no se sacia con pocas aguas, busca ríos vastos.
Catorce millas recorremos desde ahí, dejando atrás, por acá y
por allá, en todas partes, innumerables fuentes.
Y un fuerte sonido como el del mar se escucha a la distancia,
y un fragor violento entre rocas que ruedan.
Aquí está el Maule, incrementado por tantos ríos tributarios[69]
y aterrador cuando los Andes se han desnudado de su nieve.
Y, sacando del torbellino musgoso la cabeza ceñida
con un peumo doble, como dos verdes cañas,[70]
"sin importar cuán grande sea tu sed", dice, "bebe. El cauce tendrá en abundancia.
Aunque el Ténaro[71] mismo beba, yo seguiré fluyendo.
Es más, si por algún motivo el mar se extinguiera,
llenaría como antes las grutas del mar con mis aguas".

64 *Tulio*: Marco Tulio Cicerón (106-43 a. C.), principal modelo estilístico de la lengua latina, ocupa un lugar central en el plan de la *Ratio studiorum*. Ya desde los primeros niveles del programa su obra era estudiada por los alumnos de la Compañía.

65 *Nasón, noble desterrado en tierra tomitana*: se alude aquí a la *relegatio* de Publio Ovidio Nasón a Tomis, junto al mar Negro; el poeta señala en *Tristia* que la condena de Augusto se debe a un *carmen et error* (Ov. *Tr.* 2. 207).

66 *costas pierias*: véase nota 17 a la primera redacción.

67 *También a ti — corriente sagrada*: Molina presenta aquí, pues, a Ovidio como el más grande de los poetas elegíacos, por sobre Tibulo y Propercio.

68 Nota al pie: "Los campos situados entre Talca y el Maule están llenos de hermosísimos arroyos y fuentes".

69 Nota al pie: "El Maule, que casi ocupa el primer lugar entre los ríos chilenos, desemboca en el océano Pacífico incrementado por las aguas de 16 cursos".

70 Nota al pie: "El peumo, árbol alto de hojas negruzcas y con frutos similares a la oliva, con frecuencia crece junto a la orilla de este río".

71 *Ténaro*: véase nota 99 a la primera redacción.

"Est sitis haec maior", dixi, "quam ut stinguere possis,
quanquam sis vastis ditior aequoribus[72]".
Accedo tamen ad fluctus et corpore prono
non me tacturas prendere conor aquas.
Quo magis exugo, magis ore elabitur unda,
et fugit alternis lubrica labra dolis.
Lassus inutilibus damno mala fata querelis,
tectus et innumeris prosequor arboribus.
Inde Putaganum Loncomillamque Ralimque (31.)
spectatum vana spe quoque ductus eo.
Quid, mea mens, tantos frustra disquirimus amnes,
si nihil inde bibo, si nihil inde datur?
Ipse labore viae crescet magis impius aestus,
si quo crescat adhuc invenit ille tamen.
Nimirum ut rabidam quodammodo mitigat hydrops
dum fontes inter cogitat esse sitim,[73]
sic ego Tantaleo nitar molimine, visis
amnibus, ardores extenuare meos.
Si recte memini, terris Achiguenus in istis (31.)[74]
volvitur, et rapidis comprimit arva vadis.
Tentemus siquas haurire hinc possumus undas:
"Da mihi, da latices, magne Achiguene, tuos!"
Hei mihi! De manibus portabitur ille feraque
illudit votis impietate meis.
Sic tua siccentur, flumen crudele, fluenta,
nec te nix pascat, nec pluvialis aqua.
Ut video pulchri te, dives Itata, liquoris, (32.)[75]
ut video vites, amnis amoene, tuas.[76]
Si potes, e tanto quidquam mihi gurgite praebe,
haec quo sedari viscera anhela queant.
Vel si id non liceat, subjectis praecipe clivis,
namque tibi parent, ne mihi vina negent.
[67v] Ille, pio vultu, "Pencum concede bibesque, (33.)[77]
nostra illuc etenim vina vehuntur", ait.

[72] *"quantuscumque"* — *aequoribus*: cf. Sitis 47-52, *"Qualiscumque", inquit, "sitias, bibe, suppetet unda; / ipse licet potet Taenarus, ipse fluam. / Quin adeo pontum, pontus si forte periret, / implerem solus, Maulis, ut ante, manens". / "Est sitis haec maior", dixi, "quam ut stinguere possis, / Neptuni vincas quamlibet ipse salum".*

[73] *Quid, mea mens* — *esse sitim*: cf. Sitis 67-72, *Quid, mea mens, tantos frustra disquirimus amnes, / si nihil inde bibo, si nihil inde traho? / Ipse labore viae crescet magis impius aestus, / si quo crescat adhuc forsitan ille tenet. / Scilicet ut saevam quodammodo mitigat hydrops, / dum fontes inter cogitat esse, sitim.*

[74] ms., al pie: *(31.) Fluvii in provincia Maulica.* Los ríos de Chile ocupan un lugar importante en el *Saggio sulla storia naturale del Chili* (1782), y son mencionados en diversos contextos. En las páginas 25 y 26 se encuentra un catálogo de las "provincias" y sus principales ríos.

[75] ms., al pie: *(32.) Vinum celeberrimum in Chile, quod e Conceptione dicitur, ad ripas huiusce fluminis Itatae maxime provenit.* Cf. Molina, *Saggio sulla storia naturale del Chili* (1782), 190.

[76] *Si recte memini* — *tuas*: cf. Sitis, 73-82, *Si memini recte, terris Achiguenus in istis / volvitur, et rapidis comprimit arva vadis. / Tentemus siquas haurire hinc possumus undas. / Da mihi da lympham, magne Achiguene, tuam! / Hei mihi, de manibus prolabitur ille, feraque / illudit votis impietate meis! / Sic tua siccentur, flumen crudele, fluenta, / nec te nix pascat nec pluvialis aqua. / Ut video pulcro te, pulcher Itata, liquore? / Ut video vites, amnis amoene, tuas?*

[77] ms., al pie: *(33.) Pencum, seu Conceptiopolis, urbs et portus ad mare Pacificum.*

"Esta sed es más grande", dije, "que la que podrías apagar,
aunque seas más abundante que los vastos mares".
Me acerco sin embargo a sus olas, y, con el cuerpo inclinado,
intento tomar las aguas que no me han de tocar.
Mientras más succiono, más se desliza el agua desde mi boca,
y huye de mis resbaladizos labios con repetidos engaños.
Fatigado, maldigo el mal hado con lamentos inútiles
y sigo adelante protegido por innumerables árboles.
Conducido también por vana esperanza, voy luego
a contemplar el Putagán, el Loncomilla y el Rari.
¿Por qué, mente mía, pensamos en vano en tantos ríos,
si nada bebo desde ahí, si nada me es dado desde ahí?
El desalmado calor aumentará más con el esfuerzo del viaje,
si es que él todavía puede crecer hasta algún punto.
Es cierto que el hidrópico en cierto modo calma
su rabiosa sed cuando piensa que hay fuentes cerca,
así yo me empeñaré con esfuerzo tantáleo
en atenuar mis ardores viendo corrientes.
Si recuerdo bien, el Achigüeno se precipita[78]
en estas tierras, y cubre los campos con sus raudas corrientes.
Veamos si podemos beber de aquí algo de agua.
"¡Dame tus aguas, gran Achigüeno!"
¡Ay de mí! Me es arrebatado de las manos y
con feroz maldad se burla de mis votos.
¡Ojalá se sequen así, río cruel, tus corrientes,
y no te apacienten ni la nieve ni el agua de la lluvia!
¿Cómo es que te veo, bello Itata, de hermosa corriente?[79]
¿Cómo es que veo tus vides, agradable arroyo?
Si puedes, concédeme algo de tu tan gran torrente,
con lo que puedan calmarse estas entrañas jadeantes.
Mas si esto no es posible, instruye a tus pendientes sometidas
–pues a ti obedecen– que no me nieguen el vino.
Aquel, con rostro piadoso, dice "ve a Penco y beberás;[80]
nuestros vinos, en efecto, son llevados allá".

[78] Nota al pie: "Ríos en la provincia del Maule".

[79] Nota al pie: "El vino más famoso en Chile, que se dice que es de Concepción, se produce sobre todo junto a las riberas de este río, el Itata".

[80] Nota al pie: "Penco, o Concepción, ciudad y puerto junto al océano Pacífico".

Protinus aspicimus Pencum multumque dolemus,
nil nisi funestum, nil nisi triste subit.[81]
Proruit, heu!, Chiles illa arx[82] clarissima quondam, (34.)[83]
tutaque per terram, tutaque ab aequoribus.
Terraemotus atrox diris succussibus actam
venit, et in praedam marmora salsa vocat.
Trux Neptunus adest, et fluctibus undique missis
quidquid in infausta repperit urbe, rapit.
Quam subito humani pereunt monimenta laboris!
Non opus est annis, sufficit una dies.
Quid tamen in lacrimas, cum lamentabilis ipse
sim nimis, alterius nunc ego sortis eo?
Horrida me terrent spectacula tanta, sequamur
qua nos cunque gravis fertque refertque sitis.
Hac Biobius abit, quam lato volvitur alveo! (35.)[84]
Per tria spumosas millia spargit aquas.
Inter chilenos late rex imperat amnes,
***[85]

laevus araucanos despectat, dexter iberos.
***[86]

Hic belli fulmen etiamnunc magne triumphas[87]
cum Colocolo, Caupolicane, tuo. (37.)[88]
Statque Antuguenus, chilenus et Annibal ille (38.)[89]
Leuthrarus patriae fama secunda suae.
Umbra Cadegualae Putapichunique feroces (39.)[90]
manes indigenas fortia bella docent.
[68r] Cedamus retro, nobis non expedit ultra
pergere, Araucanas non licet ire domos.
Barbara lex illic mala ne contagia serpant (40.)[91]
peste infecta uri corpora viva jubet.

[81] *Protinus — subit*: cf. Sitis, 87-88, *Protinus aspicimus Pencum multumque dolemus, / nil nisi funestum, nil nisi triste subit.*

[82] El manuscrito presenta una vacilación entre las grafías *arcs* y *arx*, sin que quede del todo claro cuál de ellas corresponde a la enmienda. Hemos optado por dejar la forma tradicional en el texto editado.

[83] ms., al pie: *(34.) Scilicet anno 1751, 8. Cal. Jun.*

[84] ms., al pie: *(35.) Fluvius maximus inter Chilenses.*

[85] ms. Este verso, correspondiente al pentámetro del dístico, se encuentra tachado; al margen lleva un llamado a nota. Esta aparece solo parcialmente tachada al pie: *(36.)…, quae 150. circiter annos cum Hispanis continenter varia fortuna bellum gessit.*

[86] ms. Este verso, correspondiente al pentámetro del dístico, se encuentra tachado.

[87] *Hic belli — triumphas:* ms., fragmento de papel superpuesto.

[88] ms., al pie: *(37.) Caupolicanus, dictator Araucanus praestantissimus. Colocolus, magister equitum insignis eiusdem Caupolicani. Floruere saeculo 16.*

[89] ms., al pie: *(38.) Antuguenus, dictator Araucanus. Leuthrarus, dictator itidem Punico Annibali tum astutia et scientia militari, tum rebus egregie gestis minime postponendus. Floruere sub finem saeculi 16.*

[90] ms., al pie: *(39.) Dictatores etiam Araucanorum saeculi 17. fortissimi.*

[91] ms., al pie: *(40.) Moris est apud Araucanos, et universim apud omnes Indos, ut variolis infectos cum tota familia et domo urant ne contagium vagetur, quod horrendam stragem, sicubi diffusum est, edere inter illos solet.*

A continuación vemos Penco y mucho nos lamentamos;
nada que no sea funesto, nada que no sea tristeza se muestra.
Derrumbada, ¡ay!, yace aquella en otro tiempo ilustrísima ciudad de Chile,[92]
segura por tierra, protegida del mar.
Un atroz terremoto[93] ha venido a la costa con feroces sacudidas
y llama a los salados mármoles[94] hacia su presa.
Aquí está el salvaje Neptuno y, lanzando sus olas por todas partes,
se apodera de todo lo que encuentra en la funesta ciudad.
¡Cuán repentinamente perecen los monumentos del esfuerzo humano!
No se necesitan años, basta un día.
Mas ¿por qué, siendo que yo mismo soy tan digno de compasión,
ahora soy movido a las lágrimas por la suerte de otro?
Me aterran estas enormes vistas horrendas. Sigamos
por donde sea que nos lleve y traiga la pesada sed.
Aquí sale el Biobío, ¡por cuán ancho lecho se arrastra![95]
Esparce sus aguas espumantes por tres millas.
Gobierna ampliamente cual rey entre los ríos chilenos,
***
su lado izquierdo mira a los araucanos, el derecho a los españoles.
***
Todavía triunfas aquí, gran rayo de la guerra,
Caupolicán, con tu Colocolo.[96]
Y se yergue Antegüeno, y aquel Aníbal chileno,[97]
Lautaro, segunda fama de su patria.
La sombra de Cadeguala y los feroces manes de[98]
Putapichún instruyen a los indígenas en las animosas batallas.
Retrocedamos, no nos conviene seguir
más adelante, no nos está permitido ir a las casas araucanas.
Ahí una bárbara ley ordena, para que los contagios malignos no se difundan,[99]
que los cuerpos infectados con la peste sean quemados vivos.

92 Nota al pie: "A saber, en el año 1751, el día octavo antes de las calendas de junio". Es decir, el 25 de mayo.

93 *atroz terremoto*: véase nota 121 a la primera redacción.

94 *salados mármoles*: es decir, el mar. Esta alusión se encuentra documentada en diversos autores latinos. Cf. OLD, *marmor*, 5.

95 Nota al pie: "Entre los ríos chilenos el más grande".

96 Nota al pie: "Caupolicán, muy eminente líder araucano. Colo Colo, insigne lugarteniente del mismo Caupolicán; florecieron en el siglo XVI". Conviene destacar que, según la tradición, desarrollada también en el *Saggio sulla storia civile del Chili* (1787), Colo Colo cumple un rol de verdadero sabio y guía entre los jefes araucanos, incluido Caupolicán. Por otro lado, dado que aquí se utiliza el término *dictator* tanto para Caupolicán como para los restantes jefes militares aludidos, hemos optado por el español "líder"; en el *Saggio* se alude a tales personajes ya con la voz *ulmeni*, en lengua mapuche, ya con el italiano *generali*.

97 Nota al pie: "Antegüeno, líder araucano. Lautaro, también líder que de ninguna manera debe ser colocado tras el cartaginés Aníbal, tanto por su astucia y conocimiento militar como por las acciones excelentemente realizadas. Florecieron en el siglo XVI". A la comparación con Aníbal agrega Molina en su *Saggio sulla storia civile del Chili* la comparación con Escipión el Africano: "Chiamavanlo per antonomasia l'*Annibale Chilese* per certi rapporti, che credevano trovare fra il medesimo, e l' Africano, benchè in certo modo il soprannome di *Scipione* gli fosse più adattato" (1787, p. 149).

98 Nota al pie: "También líderes de los araucanos, del siglo XVII, muy valientes".

99 Nota al pie: "Es costumbre entre los araucanos, y generalmente entre todos los indios, que los enfermos de viruela con toda la familia y la casa sean quemados para que el contagio no se propague, porque suele causar un horrible estrago entre ellos si se ha propagado por alguna parte".

Haec si transimus nos ultima poena manebit
supremam aerumnis impositura manum.
Iam sine profectu multas tranavimus undas
hactenus, atque idem nos ferus ardor agit.
Augescit potius sitis irritaturque vagando,
quoque magis quatior, me magis illa premit.
Nec mihi confugium, nisi sit patientia, restat,
quaeque sitim vel me finiet acta dies.
Qui curant calido parce de vase propinant,
et raro, et quod avis diceret esse parum.
Vix hoc lingua potest tingi, sed triste palatum
nil illibatis faucibus inde capit.
Per quotquot Divos tenet aurea regia caeli
obsecro aquam, votis omnibus illa subit.
Si peterem a saxis, mollirem saxa rogando,
forsitan et latices saxa rogata darent.
Hi tamen et saxis ipsis et tigride foeta[100]
durius irata pocula voce negant.
Nostra revertamur sed tandem ad tecta, reviset
forte relegatus lumina fessa sopor.[101]

[100] *tigride foeta*: cf. Ov. *Met.* 7. 32, *hoc ego si patiar, tum me de tigride natam.*

[101] *Nostra — sopor*: cf. Sitis 113-114, *Nostra revertamur iam tandem ad tecta, reviset / forsitan expulsus lumina fessa sopor*.

Si pasamos más allá, nos aguardará esta última pena,
que ha de poner fin a nuestras miserias.
Ya sin provecho atravesamos muchas aguas hasta aquí,
y el mismo ardor feroz nos mueve.
Crece más la sed y al andar es estimulada,
y mientras más me agito, más ella me apremia.
Y no me queda refugio alguno más que la paciencia
y el día que, al concluir, terminará con la sed o conmigo.
Los que me cuidan me dan de beber con mezquindad de una copa caliente,
y rara vez, y lo que un ave diría que es poco.
La lengua consigue, apenas, humedecerse con esto, pero el triste paladar,
con la garganta intacta, nada prueba de ahí.
Por cuantos dioses tiene el palacio áureo del cielo
ruego agua; ella aparece en todos mis votos.
Si se lo pidiera a las rocas, terminaría ablandándolas con mis ruegos
y ellas, solicitadas, tal vez me darían el agua.
Ellos, sin embargo, me niegan las copas con airada voz,
más duramente que las rocas mismas y una tigresa preñada.
Pero volvamos finalmente a nuestra casa, quizás
el sueño relegado vuelva a visitar nuestros ojos cansados.

Elegia III

Quam male fert animus, maerore oppressus acerbo!
  Quas patitur corpus, peste furente, vices!
Plenus amaritie torpet, iam iamque propinquam
  cogitat e sociis artubus esse fugam.
Nulla quidem vitam promittunt, omnia mortem,
  cuius odorantur iam prope corda gradus.
[68v] Quocumque aspicio lethalia signa minantur
  et terrent oculos omina dira meos.
Consummor raptim, accedit pede praepete finis,
  contingitque meos ultima meta[102] dies.
Membra sub immani morbo carpuntur in horas
  mensque agit alternas semisopita vices,
maestaque[103] et instantis formidine territa fati
  huc illuc pavidis fertur imaginibus.
Iam luctantem animam sub iniquo pondere mortis
  aspicit e membris cedere nolle suis,[104]
pugnantemque inter rigidos trepidare dolores,
  et lethi imposito succubuisse pede.
Iam videor feretro sine motu extensus in atro
  cinctus funereis undique luminibus,
implensque obscoenis late foetoribus auras
  poscere operturam turpe cadaver humum.
Iam funus triste effertur, iamque urna patescit,
  iam sonus auditur, subsidiumque precum.
Aera gravi clamant nimium funesta boatu,
  deque meo populum funere scire jubent.[105]
Intratur domus aeternis damnata tenebris,
  tota relaxatis plena cadaveribus.
Membra sepulcrales invadunt livida vermes,[106]
  mille per et subeunt ulcera visceribus.

[102] *ultima meta*: cf. Ov. *Am.* 3. 15. 2, *raditur hic elegis ultima meta meis.*

[103] ms., el texto se encuentra borrado y agregado al margen, con un llamado con forma de cruz.

[104] *aspicit — suis*: ms., fragmento de papel superpuesto.

[105] *Iam funus — jubent*: cf. Timores 7-10, *Iam funus triste effertur, iamque urna patescit, / iam vox auditur subsidiumque precum. / Aera gravi clamant nimium funesta boatu / deque meo populum funere scire iubent.*

[106] *Membra sepulcrales — vermes*: cf. Timores 5, *Iamque sepulcrales exhorreo currere vermes.*

Elegía III[107]

¡Qué mal se encuentra mi espíritu, oprimido por una amarga tristeza!
¡Qué vicisitudes padece mi cuerpo con la furiosa peste!
El espíritu lleno de amargura piensa que ya está cada vez más cerca
la partida desde sus miembros aliados.
Nada me asegura la vida, todo me promete la muerte,
cuyos pasos ya se perciben cerca.
Donde sea que miro amenazan señales de muerte
y funestos augurios aterrorizan a mis ojos.
Apresuradamente sucumbo, se acerca el final con pie raudo,
y la última meta alcanza mis días.
Hora a hora mis miembros se consumen bajo el efecto de la monstruosa enfermedad
y la mente medio dormida alterna entre estados diversos,
y afligida y aterrada por el espanto del hado inminente
es llevada de un lado a otro por pavorosas imágenes.
Ahora ve que el alma, luchando bajo el injusto peso de la muerte,
no quiere separarse de sus miembros,
y que se sacude peleando entre duros dolores,
y que ha quedado abatida, con el pie de la muerte puesto encima.
Ya me imagino tendido sin movimiento en el negro ataúd
rodeado por todos lados de cirios funerarios,
y, llenando ampliamente los aires con inmundos hedores,
reclamando la tierra que ha de cubrir al repugnante cadáver.
Ya es llevado el infeliz cuerpo, ahora la urna se abre,
ya se escucha el sonido y el socorro de las preces.
Las trompetas fúnebres claman fuertemente con gran estruendo
y hacen que el pueblo se entere de mi funeral.
Ingresamos a la casa condenada a las tinieblas eternas,
toda llena de inertes cadáveres.
Gusanos sepulcrales invaden los lívidos miembros,
y por miles entran a los órganos a través de las heridas.

[107] El contenido de esta elegía tiene su paralelo en la elegía "Timores" de *De peste variolarum* (Libro I).

Putridus efficitur pulvis spectabile corpus,
  nuda suis passim carnibus ossa jacent.
Ecce tremendus adest prolixo examine judex,
  in vultu gravitas, terror in ore sedet.
Ponitur ante oculos censoria sella, tribunal,
  et me judicium triste subire jubent.[108]
Accedo pavitans circunspicioque patronum
  si quem inibi videam rebus adesse meis.
Nullus erat; cuncti se se pro judice stare
  me cogunt torvis credere luminibus.
Ergo indefensus, circum stipante corona,
  me capitis pavido pectore sisto reum.
[69r] Nil ibi celatur, nil praetermittitur anceps,
  librantur justis omnia ponderibus.
Praescius inquirit judex, delator adauget
  perspicua ignotis crimina criminibus.
Convictus plane, nil rite refellere possum,
  et causa, me ipso cuncta fatente, cado.
Tessera conjicitur positam fatalis in urnam,
  et poenam expecto corde micante meam.
Hic ego, iam vere quasi res ageretur, et atro
  me demum aspicerem mortis in arbitrio,
exclamo horrenda succusso corpore voce:
  “Ergo ego te, dulcis, linquere, vita, queo?
Ergo ego viventum numero iam demar, et atrum
  infelix rursus cogar adire cahos[109]?
Vae mihi, vae misero! Florentibus eruor annis
  et primo in cursu lampada trado meam![110]”[111]
O fera Persephone, cur invidiosa recidis
  quod nondum damnat cana senecta caput?
Vos quoque quid Parcae properatis scindere stamen
  quod vestros fusos vix operire potest?
Me Caroli Sexti postremo Caesaris anno[112] (41.)[113]
  nascentem laeto viderat ore parens.

[108] *Ecce — jubent*: cf. Timores 15-18, *Ecce venit rectus metuendo examine judex, / in vultu gravitas, terror in ore sedet. / Ponitur ante oculos quaestoria sella, tribunal, / meque in judicium triste subire jubent.*

[109] *cahos* = *chaos*.

[110] *Vae mihi — trado meam*: cf. Timores 25-26, *Vae mihi, vae misero, florentibus eruor annis / et primo in cursu lampada trado meam!*

[111] *lampada trado meam*: cf. Var. *R*. 3. 16. 9, *nunc cursu lampada tibi trado*; Lucr. 2. 79, *et quasi cursores vitai lampada tradunt*.

[112] *Me Caroli — anno*: cf. Sitis 55, *Hic Caroli Sexti postremo Caesaris anno.*

[113] ms., al pie: *(41.) Anno 1740 – 8 Cal. Jul. natus sum; Carolus Augustus mortuus est mense Octobri.*

La parte visible del cuerpo se vuelve polvo podrido;
por todas partes yacen los huesos desnudados de sus carnes.
Aquí se presenta el temible juez, con la detallada prueba.
La severidad está instalada en su rostro; en sus labios, el terror.
Es puesta frente a mis ojos la silla censoria, la tribuna,
y me ordenan pasar al funesto juicio.
Me acerco temblando y miro a mi alrededor
por si veo ahí algún patrono favorable a mis asuntos.
No había ninguno; con amenazadores ojos todos me mueven
a creer que están en lugar del juez.
Indefenso, pues, con la asamblea amontonada a mi alrededor,
me instalo como un acusado de muerte, con el corazón aterrorizado.
Nada queda escondido ahí, nada dudoso se deja pasar,
todas las cosas son puestas en la balanza con sus justos pesos.
El juez –que sabe de antemano– interroga, el acusador aumenta
las faltas visibles con otras desconocidas.
Claramente culpable, no puedo refutar nada de modo adecuado
y, confesándolo todo yo mismo, sucumbo en el proceso.
La tésera del destino es arrojada a la urna dispuesta,
y con el corazón palpitante espero mi castigo.
Aquí yo, como si ya verdaderamente estuviera sucediendo esto
y me viera finalmente en el negro arbitrio de la muerte,
agitando el cuerpo exclamo con espantosa voz:
"¿Entonces yo estoy en condiciones de dejarte, dulce vida?
¿Entonces yo seré quitado ya del número de los vivos e, infeliz,
seré empujado a ir nuevamente al negro caos?
¡Ay de mí! ¡Ay, desdichado! ¡Me arrancan de mis años en flor
y en la primera carrera entrego mi antorcha!"
Oh, feroz Perséfone,[114] ¿por qué envidiosa cortas
una cabeza a la que aún no ha deteriorado la canosa vejez?
¿Por qué también vosotras, Parcas,[115] os apresuráis a cortar el hilo
que apenas puede cubrir vuestros husos?
Mi padre, con alegre rostro, me vio nacer
el último año del césar Carlos VI.

[114] *Perséfone*: Proserpina en la tradición latina, hija de Ceres y Júpiter, esposa de Plutón y diosa del inframundo (cf. Ov. *Met.* 10. 15, en el contexto del mito de Orfeo y Eurídice).

[115] *Parcas*: véase nota 56 a la primera redacción.

Necdum decurso nobis vigesimus orbe
hibernis rediit Junius actus equis.
Quid juvat implumem nidis occidere pullum,[116]
aut cruda immiti carpere poma manu?
Quid fontemve juvat summisso occludere caeno,
qui modo dirupto coeperat ire solo?
Parce nimis tenerae caelum placabile, vitae,
te flectat precibus parva juventa suis.
Quid mihi natalem tribuisti cernere lucem,
tam cito si misero diripienda fuit?
Concessum pudeat rursus deposcere donum,
hoc minime fieri juraque mosque sinunt.
Cum mea conspergant albentia tempora cani,[117]
tunc data reddendi pignora tempus erit.
[69v] Non expectabis multum, velociter aetas
evolat et propero mors venit atra pede.
Me sine praesentem melius cognoscere vitam
atque illi expertum dicere posse vale.
Vix ego libavi labris primoribus illam,
crede mihi, munus non bene nosco tuum.
Nescia surripuit nobis infantia partem,
altera, me puero, pars quoque vana fuit.
Vivere quis dicat prorsus rationis egentem,
quique loqui nescit, surgere quique nequit?
Quique timet saevi minitantia verba magistri,
amplius et patria nil putat esse sua?[118]

[116] ms., la sección *Vos quoque — occidere pullum* se encuentra añadida en un fragmento de hoja pegada sobre el documento.

[117] *tempora cani*: cf. Ov. *Met*. 8. 568, *raris iam sparsus tempora canis*.

[118] *Vivere — esse sua?*: cf. Timores 31-34, *Vivere quis dicat prorsus rationis egentem, / quique loqui nescit, surgere quique nequit? / Quique timet vultum minitantis vana magistri, / amplius et patria nil putat esse sua?*

Y aún no ha llegado a nosotros, habiendo dado vuelta la tierra,
el vigésimo junio, guiado por sus caballos invernales.
¿De qué sirve matar en el nido a un polluelo sin plumas,
o sacar frutos no maduros con cruel mano?
¿O de qué sirve tapar, poniendo barro, una fuente
que recién ha comenzado a fluir después de romper el suelo?
Cielo clemente, perdona a esta vida demasiado tierna,
que te ablande la breve juventud con sus súplicas.
¿Para qué me concediste contemplar la luz del nacimiento
si tan pronto ibas a arrebatármela a mí desdichado?
Debería causarte vergüenza pedir de vuelta un regalo antes concedido,
las leyes y la costumbre de ninguna manera permiten que esto suceda.
Cuando las canas salpiquen mis sienes, que se irán poniendo blancas,
entonces será tiempo de devolver las prendas dadas.
No tendrás que esperar mucho, la edad escapa volando
velozmente y la negra muerte se acerca con rápido paso.
Permíteme conocer mejor la vida en persona
y que ya experimentado pueda decirle adiós.
Apenas la he tocado yo con el borde de mis labios;
créeme, no conozco bien tu regalo.
La infancia ignorante nos robó una parte,
la otra, cuando yo era niño, también fue inútil.
¿Quién puede decir que vive el que carece por completo de razón,
y el que no sabe hablar, y el que no puede levantarse,
y el que teme las palabras amenazantes del feroz maestro
y piensa que no existe nada además de su patria?

Elegia IV

Nectuntur curis curae requiesque negatur,[119]
alter adest primo stante dolore dolor.
In peiora ruo: caput invariabile nuper[120]
insanit vanis debile imaginibus.
Invalidum turbant deliria maesta cerebrum
illuduntque oculis horrida spectra meis.
Mens mea constanter tot diros passa dolores
deficit et tantum ferre recusat onus.[121]
Mutatur rerum facies[122] solitaque figura
amissa in formas incipit ire novas.[123]
Nunc videor lecto stratus ridente popello[124]
per medias urbis concitus ire vias.
Nunc itidem templis adsum dum rite sacerdos
procurat casta mystica sacra manu.
Saepe super fluvios jaceo nitorque cupitas
me furtim e lecto mittere subter aquas.
Saepe per obscuras sylvas, per et invia tesqua,
perque salebrosos devehor actus agros.
Declivis lectus iam valles fertur in imas,
iam subit acclivi per juga celsa via.
In tesquis spinas objecto tectus amictu,
in sylvis ramos praepete vito manu.
[70r] Dumque aut descendo praeceps aut scandere cogor,
pendentis spondae me bene figo tori,
ne forte elabar pronus vitamque relinquam
saxorum duris fixus acuminibus.
Quoque magis doleam, per rura flagrantia late[125]
ignibus et flammis undique cinctus eo.
Qualis Aconcaguae solet exardescere campus[126] (42.)
cum siccos ignis depopulatur agros,
sive ultro agricolae faciant incendia, sive
ausus inextincto vector abire foco

[119] *Nectuntur curis — negatur*: cf. Deliria 1, *Accedunt curis curae requiesque negatur*.

[120] *In peiora — nuper*: cf. Deliria 3, *In peius ruimus: caput invariabile nuper*.

[121] *Mens mea — recusat onus*: cf. Deliria 5-6, *Mens mea tot saevos constanter passa timores, / deficit et tantum ferre recusat onus*.

[122] *Mutatur rerum facies*: cf. Deliria 9.

[123] *formas… novas*: cf. Ov. *Met*. 1.1, *In nova fert animus mutatas dicere formas / corpora*.

[124] *Nunc — popello*: cf. Deliria 11, *Nunc videor venisse forum medioque popelli*.

[125] *Quoque magis doleam*: cf. *Met*. 3. 448, *Quoque magis doleam, nec nos mare separat ingens*.

[126] ms., al pie: *(42.) Aconcagua provincia Chilensis frumenti abundantissima*.

Elegía IV[127]

Se suman preocupaciones a las preocupaciones y se me niega el descanso;
un nuevo dolor aparece mientras todavía está presente el de antes.
Voy de mal en peor: la cabeza, hasta hace poco estable,
enloquece, frágil, en medio de las vanas visiones.
Sombríos delirios perturban a mi débil cerebro
y horribles imágenes juegan con mis ojos.
Mi mente, que ha padecido con constancia tantos funestos dolores,
falla y se niega a llevar una carga tan grande.
Cambia la apariencia de las cosas y, después de perder
su figura habitual, comienza a tomar nuevas formas.
Ahora me imagino que, tendido en el lecho, voy rápido
por el medio de las calles de la ciudad mientras el gentío ríe.
Ahora también estoy en el templo mientras el sacerdote, según el ritual,
administra con mano pura los santos sacramentos.
Una y otra vez estoy tendido sobre ríos y desde el lecho
intento meterme furtivamente en las aguas anheladas.
Una y otra vez soy conducido a través de oscuros bosques
y por páramos sin caminos, y a través de escabrosos campos.
Ahora el lecho es llevado en declive a los valles bajos,
ahora sube por una vía en pendiente a través de elevadas cimas.
En los páramos me defiendo de las espinas cubierto con el manto,
en los bosques evito las ramas con rápida mano.
Y mientras o desciendo precipitadamente o soy forzado a trepar,
me sujeto bien al armazón de la cama que está colgando,
para no deslizarme tal vez de cabeza y abandonar la vida
clavado a las duras puntas de las rocas.
Y para mayor sufrimiento, voy por campos que arden en toda su extensión,
rodeado por todos lados de fuego y llamas.
Así como suelen arder las tierras del Aconcagua[128]
cuando el fuego devasta los secos campos,
sea que los agricultores provoquen los incendios voluntariamente,
sea que un atrevido vector parta de un fuego sin extinguir,

[127] El contenido de esta elegía tiene su paralelo en la elegía "Deliria" de *De peste variolarum* (Libro II).

[128] Nota al pie: "Aconcagua, provincia chilena muy abundante en trigo".

unde supervolitans scintillas aura fugaces
in loca certatim proxima quaeque rapit,
flammaque nacta viam per pabula sicca vagatur,
et plantis stragem portat et arboribus:
non secus ignescunt per quae modo deferor arva,
attamen heic ignes sulphura amara fovent.
Hinc salit in lectum fervor, correptaque flagrant
stragula et in flammas culcita mollis abit.
Lintea subjectis cum pulvinaribus ardent,
inficit hinc illinc aera teter odor.
Torretur miserum flammantia stragula subter
corpus, et insinuans transit in ossa calor.
Excutio propere vestes, vanoque labore
utraque dispellit lintea adusta manus.
Sollicitusque locum lecto evasurus ab usto,
vestigo siquis liber ab igne vacet.
Omnia flamma tenet,[129] dispersaque ubique receptum
non me a candenti turbine habere sinit.
Tristibus infelix lamentis astra lacesso
et posco horrisonis vocibus auxilium.
Nec minus exululo quam Sicanus ille scelestus
inventor gemuit tostus in aere suo.
Si lacrimis possent furiosa incendia stingui,
stincta meis lacrimis protinus ista forent.
[70v] Assidue currunt[130] avidas spargentia flammas
vasta duo ex nostris flumina luminibus.
At magis exuperat, gliscitque a fletibus ignis,
materiamque aptam planctibus addo meis.
Ut siquid pelago in magno succenditur, ipsa
adjuvat hostiles unda marina focos.
Ergo ego iam perii? Vitalibus ergo relictis
tractibus, infernis torreor umbra rogis?
Ast ubi nunc Acheron? Ubi Styx memorabilis illa?
Aut ubi Cocytus flebilis urget aquas?

[129] *Omnia flamma tenet*: cf. Febris 32.

[130] ms. *Assidue currunt* es un sobrescrito. Tachado *Incessanter eunt*.

desde el cual una brisa que sobrevuela arrastra consigo
a porfía chispas fugaces hacia cada lugar cercano,
y la llama, encontrando su camino, deambula por los pastos secos
y causa estragos a plantas y árboles,
no de otro modo arden los campos por los que ahora soy llevado,
pero aquí amargos azufres acrecientan el fuego.
De aquí salta el fuego a la cama y las mantas, alcanzadas,
se inflaman y el blando colchón se desintegra en llamas.
Las telas arden junto con las almohadas que están debajo,
el repugnante olor impregna cada rincón.
Se abrasa el pobre cuerpo bajo las colchas ardientes,
y el calor, introduciéndose, llega hasta los huesos.
Sacudo apresuradamente mis ropas, y con inútil esfuerzo
ambas manos desparraman las telas quemadas.
Ansioso, tratando de salir del lecho inflamado,
busco si queda algún lugar libre del fuego.
La llama lo domina todo y, esparcida por todas partes,
no me permite encontrar refugio del remolino candente.
Infeliz, regaño a las estrellas con tristes lamentos
y pido auxilio con horribles palabras.
Y no doy yo menos alaridos que aquel malvado
inventor siciliano que gimió quemado en su metal.[131]
Si los furiosos incendios pudieran ser apagados con lágrimas,
por mis lágrimas al punto serían extinguidos estos.
Dos vastos ríos corren sin parar desde nuestros ojos
esparciendo las voraces llamas.
Pero más se levanta y fortalece el fuego a causa de las lágrimas,
y añado materia que favorece mis llantos,
así como si algo se incendia en el gran piélago,
el mismo oleaje marino favorece a los fuegos hostiles.
¿He muerto yo ya, entonces? ¿Abandonados, pues,
los cursos de la vida, me abrasan a mí, una sombra, las piras infernales?
¿Pero dónde está ahora el Aqueronte? ¿Dónde aquella famosa Estigia?
¿O dónde mueve las aguas el triste Cocito?

[131] *aquel malvado inventor siciliano*: la alusión es al escultor Perilo, que habría diseñado y regalado al tirano Fálaris un toro de bronce en el que eran introducidos los sentenciados a muerte, y que luego era puesto sobre una hoguera. Los alaridos lanzados por estos salían por la boca de la figura produciendo un sonido semejante a un mugido. Según la tradición, Perilo habría sido la primera víctima de su propia creación.

Nunc ubi funestus Phlegethon? Ubi cymba? Charonve
transjicit immunda corpora vana rate?
Excubat ante fores triplex quo Cerberus antro?
Qua completa Atropos stamina parte secat?
Quo solio Minos pallentes judicat umbras?
Aeace, quo resides? Quo, Radamanthe, throno?
Vos mihi consortes (verum obligor edere), vates,
finxistis vestris haec fera monstra modis.
Non tamen incassum mendacia tanta fuere,
in vanum nec erat fabula ficta jocum.[132]
Queis licuit verbis fortuna asperrima vobis
huius inhumani significata loci est,
at citra verum longe facundia vestra
constitit, hac dura est fabula sorte minor.
Quid tamen aspicio? Disparuit ignea scena,
flamma inopinata cessit abacta fuga.
Nec torus exardet nec lintea torrida fumant,
ignibus a tantis omnia tuta manent.
Planities etiam colles sinuatur in altos
et nix flammarum contegit uda locum.
Ipse per algentes pergo obstupefactus acervos
et subitum miror tosta per arva gelu.
Terque quaterque gravi nitor descendere lecto
istaque per glaciem volvere membra novam.
Nescio quae prohibent retinacula dura volentem,
et quasi compedibus crura retenta jacent.
[71r] Ejulo, fortunamque meam morosaque fata
non profecturis insequor opprobriis.
Quod cum deferrer per rura ardentia, flammas
in lectum sinerent sponte volare meum
meque immansuetis vivum succendere taedis
quin aliquis misero ferre pararet opem.
Nunc vero gratum nec sursum pergere nec me
optantem vellent subter adire gelu.

[132] *in vanum — jocum*: cf. Tib. 3. 4. 68, *non est in vanum fabula ficta iocum.*

¿Dónde está ahora el funesto Flegetonte[133]? ¿Dónde la balsa? ¿Transporta
Caronte[134] los vanos cuerpos con su impura barcaza?
¿En qué gruta monta guardia Cerbero, el de tres cabezas,[135] frente a la puerta?
¿En qué parte corta Átropos[136] los hilos terminados?
¿En qué sitial juzga Minos a las pálidas sombras?
¿Dónde estás sentado, Éaco? ¿En qué trono, Radamante[137]?
Vosotros, vates, camaradas míos (yo estoy obligado a decir la verdad),
representasteis en vuestros versos a estos feroces monstruos.
Sin embargo no han sido en vano tan grandes falsedades,
ni la historia fue fingida en inútil juego.
La crudelísima fortuna de este lugar inhumano
fue anunciada por ustedes con las palabras permitidas,
pero vuestra elocuencia se detuvo mucho más acá
de la verdad: la historia es más benévola que esta suerte.
¿Mas qué estoy viendo? Ha desaparecido la escena ígnea,
ha cesado la llama, expulsada por una inesperada fuga.
Ni arde el lecho, ni humean las telas abrasadas,
todas las cosas se mantienen a salvo de los grandes fuegos.
Una llanura se extiende sinuosa en las altas colinas
y nieve húmeda cubre el lugar de las llamas.
Yo continúo lleno de asombro por los helados montículos
y me admiro del hielo repentino a través de los campos quemados.
Y tres o cuatro veces me esfuerzo por bajar del pesado lecho
y deslizar estos miembros por el hielo nuevo.
Desconozco qué duras amarras detienen mi intento,
y mis piernas yacen como si estuvieran amarradas con grilletes.
Lloro, reprocho a mi fortuna y a los arduos hados
con insultos que no serán eficaces:
que mientras era llevado por campos ardiendo
ellos permitieran que las llamas volaran libremente a mi lecho
y que yo me incendiara vivo con las salvajes antorchas
sin que alguien procurara llevar ayuda al desdichado,
que ahora, en cambio, no quieran ni que yo con agrado continúe ascendiendo
ni que, deseoso, me deslice bajo el hielo.

[133] *Flegetonte*: véase nota 98 a la primera redacción.

[134] *Caronte*: el barquero que a través del Aqueronte transportaba en su balsa a las almas hacia el inframundo (cf. Verg. *A*. 6. 299).

[135] *Cerbero, el de tres cabezas*: perro que custodiaba la entrada al inframundo (cf. Ov. *Met*. 4. 450-451).

[136] *Átropos*: una de las tres parcas, la encargada de cortar el hilo de la vida.

[137] *Minos... Éaco... Radamante*: el rey de Creta (Minos) junto con su hermano (Radamante) y el rey de Egina (Éaco) son los tres jueces del inframundo (cf. Cic. *Tusc*. 1. 98, *qui vere iudices appellentur*; Ov. *Met*. 9. 433-441; Verg. *A*. 6. 432; Verg. *A*. 5. 566).

Paulatim egredior glacie, campumque relinquens
  tesqua cavis intro scissa crepidinibus.
Hic me pugnantem diro in certamine cerno
  Hispanos inter Francigenasque truces.[138]
Militibus fervent clivi collesque resultant,
  pulsaque confuso murmure rura sonant.
Timpana cum lituis horrenda voce fremiscunt,
  quadrupedante sono terra remugit equum.[139]
Percussa armorum fulgoribus alta renident
  culmina, et erranti Marte relisa tonant.[140]
Me sonipes candens nigra cui vestigia portat,[141]
  Gallicaque ut Gallus lilia signa sequor.
Verbaque concido labris in sibila pressis
  obtusaque efflans aera nare loquor.
Turritumque coma caput exundante triquetrus,
  detecta magna parte galerus obit.
Plumbea tormentis glans undique grandinat actis,
  mors capita hinc illinc plurima laeta metit.
Plus quam homines Galli primis incursibus hostem
  obterimus qua nos Marsque, furorque ferunt.
Prima ubi sed rabies defervuit illa, minusquam
  feminae ab instanti pellimur hoste loco.
Armaque projicimus viles, castrisque relictis
  terga fugae plagis turpibus icta damus.
Inter currendum captum vinctumque catenis
  me Galli minime nominis esse subit.
Subdubitans et adhuc, velut experturus, Ibera
  inflatis quaedam profero verba labris.
[71v] Meque recognoscens num sint haec somnia vana,
  ambigo, sed dubium ponere vincla jubent
carcer et obscurus, cuius contingere credo
  investiganti ferrea claustra manu.
Sed me, qua possum, Gallum simuloque vocoque
  ne meritis plectar transfuga suppliciis.

[138] *Hic me pugnantem — truces*: cf. Deliria 31-32, *Me quoque pugnantem rigido certamine vidi / Hispanos inter Francigenasque truces*.

[139] *Timpana — equum*: cf. Deliria 35-36, *Tympana cum lituis horrenda voce fremebant, / quadrupedante sono terra tonabat equum*.

[140] *Percussa — tonant*: cf. Verg. *G.* 2. 283-284, *aere renidenti tellus, necdum horrida miscent / proelia, sed dubius mediis Mars errat in armis*.

[141] *Me sonipes — portat*: cf. Deliria 37, *Me sonipes candens nigra cui vestigia vexit*.

Poco a poco salgo del hielo, y abandonando el campo
entro a desiertos surcados por profundas cavidades.
Aquí me veo peleando en una feroz lucha
entre los hispanos y los salvajes franceses.[142]
Los cerros hierven de soldados y las colinas retumban,
y los campos emiten sonidos, golpeados por un confuso murmullo.
Tambores y trompetas resuenan con horrenda voz,
la tierra ruge con el galopante sonido de los caballos.
Golpeadas por el fulgor de las armas resplandecen
las altas cumbres, y retumban sacudidas por Marte que se mueve a todos lados.
Me lleva un corcel blanco de huellas negras
y cual francés sigo como estandartes a los lirios galos.
Y con los labios apretados corto las palabras en silbidos
y hablo soplando aires por la nariz embotada.
Y un gorro triangular rodea mi cabeza con forma de torre,
la cabellera suelta y gran parte descubierta.
Puestos en acción los cañones, balas de plomo caen como granizo por todos lados;
aquí y allá siega alegre la muerte muchas cabezas.
Más que hombres, los galos aniquilamos
con los primeros ataques al enemigo por donde Marte y el furor nos llevan.
Pero cuando aquella primera rabia se ha sosegado, menos que mujeres,
somos expulsados del lugar por el enemigo que nos oprime.
Vilmente arrojamos al suelo nuestras armas y, abandonado el campamento,
en medio de vergonzosos golpes volvemos nuestras espaldas en fuga.
Capturado mientras corro y amarrado con cadenas
caigo en cuenta de que yo en absoluto tengo nombre galo.
Y dudando un poco todavía, como para hacer la prueba,
profiero algunas palabras en español con labios distendidos.
Y reconociéndome me pregunto si no son estos vanos sueños,
pero me hacen abandonar la duda las cadenas
y el calabozo oscuro, del que creo tocar
la cerradura de fierro con mi mano que va tanteando.
Sin embargo, en la medida que puedo, finjo y digo que soy un galo
para no ser castigado, cual desertor, con las merecidas penas.

[142] *una feroz lucha entre los hispanos y los salvajes franceses*: véase nota 130 a la primera redacción.

Elegia V

Purpureis Sol almus equis devectus ab undis[143]
undecies radiis egerat astra suis:
umbraque nocturnis toties spatiata quadrigis[144]
reddiderat pulsis aethera syderibus
cum mens, tam longa demum vertigine fessa,
restituit sese judiciumque mihi.
Exsero paulatim digitos et pollice tango[145]
pruritu ductus proliciente genas.
Territus invenio saxis horrere subortis
et rigida duras asperitate genas.
Contrecto nasum, nasus confinia buccae
ausus erat binos transiliisse pedes.
Attonitus monstro, nictantia lumina tento;
palpebraque horribili pondere victa jacet.
Exploro caput; infestis exturget cautibus illud,
non procul hinc ut mons Christophorinus adest.[146]
Immitto digitum buccae, introducitur aegre,
gingivis auctis pustula oborta vetat.
Ulterius pergo circumque examino collum;
stringit inaequalem plurima struma gulam.
Contingo pectus; colles per mille laborat,
et iam descendit, iam vaga dextra subit.
Bracchia conspicio, verrucis turpibus hirta,
aut femorum exaequant, exsuperantve modum.
Devenio ad ventrem, ventris teterrima forma,
totus nodosi stipitis instar erat.[147]
[72r] Tango pedes, solitum miror duplicasse tenorem
dissimiles suris et nihil esse suis.[148]
Et femina et scapulae, dorsumque et caetera membra
exardent foedis horrida tuberibus.
Quocunque admoveo dextram, turgentia saxa
se reperire refert obstupefacta manus.

[143] *Purpureis — undis*: cf. Ov. *Ep.* 21. 86, *demere purpureis sol iuga vellet equis.*

[144] *umbraque — quadrigis*: cf. Ov. *Tr.* 1. 3. 29, *lunaque nocturnos alta regebat equos.*

[145] *cum mens — tango*: cf. Tubera 1-3, *Quarta luce tamen, mens iam defessa vagandi / restituit se se judiciumque mihi. / Exsero tunc furtim digitos frontemque retento.*

[146] *Christophorinus adest*: cf. Tubera 8.

[147] *Devenio — erat*: cf. Tubera 9-10, *Devenio ad tergum, species teterrima tergi, / totum nodosi stipitis instar erat.*

[148] *Tento pedes — suis*: cf. Tubera 13-14, *Tento pedes, digitos miror duplicasse tenorem, / dissimiles suris et nihil esse suis.*

Elegía V[149]

El sol nutricio, transportado desde las ondas por sus radiantes caballos,
había hecho ceder once veces los astros con sus rayos,
y la sombra extendida las mismas veces por la cuadriga nocturna
había devuelto el cielo a los astros expulsados,
cuando la mente, al final cansada de tan extenso torbellino,
se restableció y me devolvió el juicio.
Saco poco a poco los dedos y, guiado por la picazón que lo atrae,
toco con el pulgar mis mejillas.
Descubro aterrado que mis mejillas se erizan
con rocas sobresalientes y se han vuelto duras con una rígida aspereza.
Palpo mi nariz: la nariz había osado traspasar
dos pies los límites de la boca.
Estupefacto con este portento, toco los ojos que pestañean:
también el párpado yace vencido bajo un horrible peso.
Exploro mi cabeza: ella se hincha con hostiles peñascos,
como el cerro San Cristóbal que está no lejos de aquí.
Meto el dedo en la boca: a duras penas se introduce,
una pústula que ha nacido en las encías inflamadas lo impide.
Sigo más allá y examino alrededor del cuello:
un enorme tumor aprieta la desigual garganta.
Alcanzo el pecho: a través de mil colinas se esfuerza,
y ora desciende, ora sube errante mi mano derecha.
Observo mis brazos, erizados con las repugnantes verrugas:
o igualan o sobrepasan la medida de los muslos.
Llego al vientre: forma horripilante la del vientre,
todo este era semejante a un tronco nudoso.
Toco mis pies: me sorprendo de que hayan duplicado su tamaño habitual
y de que en nada se diferencien de las pantorrillas.
Los muslos, los hombros, la espalda y los restantes miembros
arden erizados con los repugnantes tumores.
Adonde sea que muevo mi diestra, la mano,
estupefacta, reporta rocas prominentes.

[149] El contenido de esta elegía tiene su paralelo en la elegía "Tubera" de *De peste variolarum* (Libro II).

Non secus aequoreo balaena in gurgite ferre
cautibus innumeris consita terga solet.
Iam premo suppositum non ipso corpore lectum
sed super enatis fultus acuminibus.
Proh Superi! In durum paulatim transeo montem.[150]
Nempe erat in fatis haec quoque poena meis.
Obruor inducta tabentes rupe per artus,
intima iam fiunt forsitan ossa lapis.
Me saltem externis lapidescere sentio membris,
saxa haec radices, quis neget, intus habent.
Non ego sum primus cui sors tam dura paretur,
post incerta tamen tempora primus ero.
Ex homine in montem Garamantibus Africa campis
mirata inversum fertur Athlanta suum.
Saxea cum dominis Peruanis dicitur agris
nescio quo offenso numine facta domus.
Mons ero, sed calido flammas qui vertice volvam,
deque meis jaciam sulfura visceribus,
qualiter Aetna minax vel qualiter ira Vesevi
vicinos missis ignibus urit agros.
Iam nunc fabellam Naso meditabitur alter,[151]
et mutata inter corpora[152] nostra feret.
Meque canet factum propter fera crimina montem,
indignum humanae stirpis habere genus.
Ah! Male dicetur, nam nulli palleo culpae[153]
sacrilegumve premit pectora nostra scelus.
Nil ego commissi furiata in numina mente
tam diram poenam quo meruisse queam.
Non Iovis intranti soboli mea tecta negavi,
verteret ut corpus visa Medusa meum.
[72v] Nec superos contra sicut Sypileia conjux
turgida desipiens verba loquutus eram.[154]
Me mala fata premunt, haec in me irata ferocem
perniciem, et lapides, et mala cuncta vehunt.

[150] *Proh Superi! — montem*: cf. Tubera 23, *"Hei mihi", vociferor, "iam in durum transeo montem"*.

[151] *Iam nunc fabellam — alter*: cf. Tubera 29, *Iam metamorphosin Naso meditabitur alter*.

[152] *mutata... corpora*: cf. Ov. *Met*. 1. 1-2, *In nova fert animus mutatas dicere formas / corpora*.

[153] *Ah! — culpae*: cf. Tubera 31, *Ah male dicetur, nam nil in numina feci*.

[154] *tam diram poenam — eram*: cf. Tubera 32-36, *poenam tam diram quo meruisse queam. / Non Iovis intranti soboli mea tecta negavi, / visa Medusa artus verteret unde meos. / Non in Latonam, sicut sypileia coniux, / turgida desipiens verba loquutus eram.*

No de otra manera suele la ballena en el torbellino del mar
llevar su espalda sembrada de innumerables escollos.
Ahora presiono el lecho que tengo debajo no con el cuerpo mismo,
sino apoyado en las puntas que han brotado encima.
¡Ah, dioses! Poco a poco me vuelvo un duro monte.
Ciertamente este castigo también formaba parte de mis hados.
Me cubre una roca que se extiende por los miembros corrompidos,
quizás también se vuelven piedra mis huesos más profundos.
Al menos siento que me vuelvo piedra en mis miembros externos;
estas rocas, quién lo negaría, tienen raíces adentro.
No soy yo el primero a quien le esté deparada una suerte tan dura;
sin embargo, después de aquellos tiempos inciertos[155] seré el primero.
Se cuenta que en los campos garamantas[156] África vio sorprendida
a su Atlante transformado de hombre en montaña.[157]
Se habla en los campos peruanos de una casa vuelta roca
junto con sus señores, por un dios –no sé cuál– que había sido ofendido.
Seré un monte, pero haré girar llamas en un remolino ardiente
y expulsaré azufre desde mis entrañas,
así como el Etna amenazador o como la ira del Vesubio
quema los campos vecinos arrojando sus fuegos.
Un nuevo Nasón compondrá la historia ahora
y entre los cuerpos mutados incluirá el nuestro.
Y cantará que yo fui transformado en monte debido a horribles pecados,
indigno de tener la naturaleza de la raza humana.
Ah, se dirá que estuvo mal, pues no palidezco por culpa alguna
ni presiona algún crimen sacrílego mi pecho.
Ninguna falta he cometido contra la divinidad en mi locura
como para ser capaz de merecer una pena tan siniestra.
No negué mi techo al retoño de Júpiter que estaba entrando,
como para que Medusa, al ser vista, transformara mi cuerpo.
Tampoco contra los dioses, como la esposa sipileya,
decía, mientras deliraba, desmesuradas palabras.[158]
Los malos hados me presionan, airados traen contra mí
un feroz daño, y rocas, y todos los males.

[155] *tiempos inciertos*: Molina parece estar refiriéndose con esto al tiempo mítico.

[156] *garamantas*: el nombre alude a una tribu que ocupaba parte de la zona de Libia (cf. Verg. *A*. 6. 794).

[157] *África vio sorprendida a su Atlante transformado de hombre en montaña*: la referencia es a la cadena montañosa en el norte de África que fue asociada por la tradición a los hombros del titán, la cordillera del Atlas.

[158] *Un nuevo Nasón — desmesuradas palabras*: véase nota 142 a la primera redacción.

Elegia VI

Seu mihi furtivo lapsus molimine ventus
obfuit, ut cyclops credere noster amat,
seu potius gratae nocuit penuria limphae,
dum me mortifero comprimit igne sitis,
sive alia quavis de causa introrsus abire
coeperunt celeri tubera nata fuga.
Illico praesentes me verso pollice damnant,[159]
meque reum mortis calculus omnis agit.[160]
Sunt mihi qui vitae tribuant non amplius horam,
sunt quoque qui medium plusve minusve diem.
Mitius ast alii tantum cum sole futurum,
meque occasurum sole cadente putant,
quippe neci dicunt nec posse obstare Galenum
introrsum pestis cum fugitiva petit.[161]
Quisquis amat vitam[162] quantis terroribus aures
perculerit nostras nuncius iste sciet.
Et prae maestitia periissem forsitan ante
quam me lethali carperet ungue lues,
Vanchermanne, ultro ni tempestivus adesses,[163] (42.)
pollicitus vitam te dare posse mihi:
protinus ingentem repleri cantharon unda,
meque haurire jubes pocula quanta volam.
Effraenata sitis totum prope cantharon haurit;
totum haustura locus ni minor esset aqua.
Qualiter aestivo morientia pabula sole
queis nullam tellus arida praebet opem
[73r] sedulus affusa cogit revirescere limpha
agricola et vegetis surgere laeta comis,
sic mihi restituit vitam iam paene cadenti
visceribus siccis unda refusa meis.
Membra vigor moribunda subit, lenitque coacta
intranti furias febris ab imbre suas.

159 *verso pollice*: cf. Juv. 3. 36, *munera nunc edunt, et verso pollice vulgus*.

160 *meque reum mortis — agit*: cf. Tubera 48, *me clamat mortis calculus esse reum*.

161 *quippe neci — petit*: cf. Tubera 41-42, *Nam morti audieram nec posse obstare Galenum, / introrsum pestis cum fugitiva petit*.

162 *Quisquis amat vitam*: cf. Tubera 45, *Vivere quisquis amat*.

163 ms., al pie: *(42.) Chirurgus Germanus*. Reproducimos la numeración repetida del manuscrito.

Elegía VI[164]

Ya si un viento que sobrevino en furtivo esfuerzo
me ha perjudicado, como nuestro cíclope gusta de creer,
ya si más bien me ha dañado la falta del grato líquido
al comprimirme la sed con su mortal fuego,
ya por cualquier otra causa: han comenzado a irse hacia adentro,
en veloz carrera, los tumores que habían aparecido.
Al punto me condenan los presentes con el pulgar vuelto,[165]
y todo cálculo me declara reo de muerte.
Hay quienes me dan no más de una hora de vida,
hay también quienes, más o menos, medio día.
Otros empero piensan más benévolamente que solo existiré con el sol,
y que al caer el sol he de morir,
puesto que dicen que ni Galeno puede hacer frente a la muerte
cuando la peste fugitiva se dirige al interior.
Cualquiera que ame la vida sabrá con qué grandes terrores
golpeó nuestros oídos esta noticia.
Y quizás habría muerto por la tristeza antes de que
la peste me atrapara con su mortal garra,
Wanckermann, si no te hubieses presentado a tiempo y por propia iniciativa,
asegurando que podías darme la vida:
enseguida ordenas que se llene una gran jarra con líquido
y que beba cuantas copas quiera.
La sed desenfrenada consume casi toda la jarra;
la bebería toda si el espacio no fuese menor que el agua.
Del mismo modo que a los pastos moribundos por el sol estival
a los que la tierra seca no les proporciona ninguna ayuda
el diligente agricultor los fuerza a reverdecer vertiéndoles agua
y a levantar abundantes sus tallos vigorosos,
así, cuando ya casi estaba muriendo, el agua devuelta
a mis órganos secos me devuelve la vida.
El vigor entra a los miembros moribundos, y la fiebre,
forzada por la lluvia entrante, ablanda sus furias.

[164] Si bien Molina incorpora y amplifica aquí algunos versos (37-48) de la elegía "Tubera" de *De peste variolarum* (Libro II), este poema desarrolla un contenido no presente en la primera redacción, a saber, el elogio al médico germano Carlos Wankermann, quien con su tratamiento le salva la vida al enfermo.

[165] *pulgar vuelto*: alude al gesto con el que, en los espectáculos de gladiadores, se decidía respecto de su muerte (cf. Juv. 3. 36).

Et revocata statim coeperunt tubera totum
corpus pallidulis emaculare notis.
Quas modo pro tanto persolvere munere grates,
dulcis amice, tibi pectora nostra queant?
Tu me fatali iam iam sub falce trementem
e rigido mortis sedulus ungue rapis.
Quamque dedit primo vitam pater, ipse secundo
apposita gratis nunc mihi reddis ope.
Qualis et in viridi pellucens vertice rivus
prosilit undoso saxa per uda pede,
qui cum sub valles de rupe elabitur alta
dulcisono faciles murmure ducit aquas,
cuius subsidio nimium moribundus ob aestum
prosequitur vector iam redivivus iter,
tale mihi auxilium modo, Banchermanne, fuisti,
dum me suffuso vivere rore facis:
quamque mihi torvo custodes ore negarant,
ipse salutarem reddere es ausus aquam.
Quo suavi amissae redeunt lenimine vires
vitaque iam vetitum fota reprendit iter.
Tu mihi es Aeneas, qui me opportunus ab atro
Ciclopis prompta subripis ore manu.
Ille necem assiduo nobis fervore procurat,
fontibus ablatis tetraque fata vocat.
Et cum flagrantem sublapsis ignibus aedem
cernat, aquam duro tradere corde negat.
Dignus tantaleo qui se conamine lasset,
et pereat limphis cinctus utrinque siti
aut cui transmittant sua dolia Belides et se
vexet aquam cribro dum retinere cupit,
aut cum flammivomis sustentet fratribus Aetnam,
et torvo ejectet sulphuris ore globos.
[73v] Ipse proculdubio furiosis aestibus inter
horribiles gemitus occubiturus eram

Y, al retroceder, las pústulas inmediatamente comenzaron
a limpiar el cuerpo dejando pálidas marcas.
¿Cómo podrá mi pecho darte ahora las gracias,
dulce amigo, por este regalo tan grande?
A mí, que tirito bajo la hoz funesta, me alejas ahora,
diligente, de la rígida garra de la muerte.
La vida que primero me dio mi padre, en segundo lugar tú mismo
me la devuelves ahora con la ayuda que desinteresadamente me proporcionas.
Y así como el río brillando en una verde cumbre
brota con undoso pie por las rocas húmedas,
el que cuando cae desde un alto peñasco hacia los valles
guía sus ágiles aguas con un murmullo de dulce sonido,
y con cuya ayuda el jinete, moribundo por el extremo calor,
continúa ahora renovado su viaje,
así fuiste ahora de ayuda para mí, Wanckermann,
por cuanto me hiciste vivir con el líquido vertido:
tú mismo osaste devolverme el agua salvífica
que los custodios me negaban con rostro amenazador.
Con este dulce alivio vuelven las fuerzas perdidas
y la vida retoma ahora, protegida, el viaje que estaba prohibido.
Un Eneas para mí eres tú, que con mano pronta
me sacas a tiempo de la negra boca del cíclope.
Con persistente ímpetu procura él nuestra muerte,
y al llevarse las fuentes atrae a los abominables hados.
Y viendo arder la casa con el fuego que se infiltra por abajo,
con duro corazón niega que se traiga agua.
Es digno de agotarse con esfuerzo tantáleo
y de perecer de sed rodeado de agua por todos lados,
o de que las Bélides[166] le traspasen sus tinajas y
sufra mientras intenta retener el agua con un tamiz,
o de que sostenga al Etna con sus hermanos que vomitan llamas
y que por su torvo rostro lance bolas de azufre.
Yo mismo, sin duda, entre horribles gemidos
habría sucumbido a los furiosos ardores,

[166] *Bélides*: las danaides; en la literatura romana son presentadas como condenadas a verter agua en un cántaro que no se llena, en el inframundo, en castigo al asesinato de sus esposos (cf. Ov. *Met*. 4. 462-463).

ni tua me pietas saevo ex discrimine raptum
ad vitae rursus limina retraheret.
Haec mihi, dum maneat per te data vita, manebit
fixa imis semper gratia visceribus.
Et meus aeterno celebrabitur ore Machaon,
dulce erit et nostra nomen in aure tuum.

si tu piedad, alejándome de este salvaje peligro,
no me hubiese devuelto nuevamente a los umbrales de la vida.
Esta gratitud, mientras se mantenga la vida concedida por ti, permanecerá
clavada siempre en lo profundo de mi interior.
Y mi Macaón[167] será celebrado con voz eterna
y dulce será tu nombre en nuestro oído.

[167] *Macaón*: hijo de Asclepio, que según la tradición griega tenía la capacidad de curar cualquier herida.

Elegia VII

Tu quoque in hac dira commilito sorte dolores,
(43.) Sammartine, meos intereundo gravas.[168]
Atra lues eadem quae me te pressit eodem
tempore, et injecta strinxit utrumque manu.
Tu robustus eras, ego debilis, et tamen ipse
cedis et immani victus ab hoste jaces.
Iam pronis Sol ibat equis,[169] cum cominus inter
singultus voces audio terribiles.
Infirmis quoniam vicina cubilia nobis
Sors eadem, solito more jubente, dedit,
arrexi subito pavidas conterritus aures
sciturus quaenam verba vel unde forent.
Teque reluctantem ausculto fatisque necique
atque expiranti dirius ore queri,
et tandem aeternum compressa voce tacere,
immeritamque gulam peste premente, mori.
Ipse repentina attonitus formidine linquor,
et coeunte animus sanguine totus abit.
Sternor, et ante oculos tenebris exanguis obortis
excusso jaceo, corpus inane, toro.
Utque animus fusis in vultum saepius undis,
et strepitu ingenti commonefactus adest;
inter singultus tristes lamentaque dira
te mea vox unum te repetita vocat.
[74r] Sammartine, ubi nunc, ubi Sammartine moraris?
Quin mihi respondes suetaque verba refers?
Chare sodalis, ubi es? Quae maesta silentia vocem
te solito prohibent edere more tuam?
Quo lepor ille abiit quo me recreare solebas
dum nos incoepit plectere nigra lues?
Hei mihi, iners torpes sine vi, sine voce, cadaver,
nec spectas oculis nec capis aure sonos!

[168] ms., al pie: *(43.) Condiscipulus meus, qui variolis oppressus, periit.*

[169] *pronis Sol ibat equis*: cf. Stat. *Theb.* 3. 407-408, *Solverat... / flagrantes Sol pronus equos.*

Elegía VII[170]

Y tú, San Martín, compañero en esta funesta suerte,
aumentas, con tu muerte, mis sufrimientos.
La misma negra peste al mismo tiempo que a mí
te ha presionado y, echada su mano, nos ha cogido a ambos.
Tú eras vigoroso, yo débil, y sin embargo tú cedes
y yaces vencido bajo el cruel enemigo.
Ya iba el Sol con sus caballos inclinados cuando
cerca, entre sollozos, escucho terribles voces.
Ya que la misma Suerte, dando órdenes como de costumbre,
a nosotros, débiles, lechos vecinos nos dio,
súbitamente aterrado alerté a mis temerosos oídos
para entender qué palabras eran o de dónde venían.
Y te escucho luchando con los hados y la muerte
y quejarte del modo más funesto con la boca agonizante,
y, finalmente, cerrada tu voz, callar eternamente
y morir, disimulando la peste su inmerecido apetito.
Yo mismo me vuelvo atónito por un repentino terror
y todo el espíritu me abandona, helándose la sangre.
Soy derribado y, habiendo aparecido frente a mis ojos las tinieblas,
yazgo exangüe, un cuerpo vacío, en el lecho rígido.
Y tan pronto como regresa mi espíritu, llamado por las ondas derramadas
una y otra vez sobre el rostro y por el enorme estrépito,
entre sollozos tristes y funestos lamentos
solo a ti te llama mi voz repetidamente.
San Martín, ¿dónde resides ahora?
¿Por qué no me respondes ni me dices las palabras acostumbradas?
¿Dónde estás, querido compañero? ¿Qué funestos silencios
te impiden levantar tu voz como es tu costumbre?
¿Dónde se ha ido la gracia aquella con que solías divertirme
cuando comenzó a golpearnos la negra muerte?
¡Ay de mí! ¡Cadáver inerte, estás paralizado sin fuerzas, sin voz,
y no ves con tus ojos ni oyes con tus oídos!

[170] Molina amplifica aquí considerablemente los versos 49 a 54 de "Tubera" (*De peste variolarum*, Libro II), transformando el lamento por la muerte del compañero en una elegía aparte.

Luridus, immundus, vultuque horrendus opaco,
quae te submoveat lumine poscis humum.
Quid fera pernicies tibi non promittere possis,
aut quo non rabies audeat ire tua?
Tu condiscipulo nostro pereunte triumphas
et partis gaudes tristibus exuviis.
Ille aetate mihi suppar sed robore maior,
visus erat cunctis vivere posse diu.
Me citius tamen ille perit, fatisque petitus
ante sua occubuit tempora paene puer.
Ergo nec vires agiles nec firma juventa
a dura mortis conditione vacant!
Quid nunc erga me de te sperare licebit,
aut qua vi fretus te superare putem?
Si vastam excipiens tempestas improba navem
dilacerat caecis praecipitatque vadis,
quales Hispano solvunt de littore puppes
vel Lusitanis conspiciuntur aquis,
quid sibi succussus poterit promittere lembus,
ludibrium ventis factus et aequoribus?
Si cedros amplexa vorat celsasque cupressos,
parcere virgultis noxia flamma volet?
Non ita, sed fatis itidem sublatus eisdem,
mox condiscipulum subsequar ipse meum.
Iam mihi non tardat quae nos commisceat hora,
perfectura suum pestis anhelat opus.
Spes mihi siqua fuit, penitus dilapsa refugit,
jam certo opperior fata suprema metu.
Qua ratione mihi possum sperare quod ille,
cum promississet spe potiore sibi,
[74v] non tamen obtinuit, potuitve evincere sortem,
quae mihi non ullo tempore amica fuit?

Lívido, impuro, horrendo por el rostro sombrío,
buscas la tierra que te ha de apartar de la luz.
¿Hay algo que serías capaz de no proponerte, plaga feroz,
o un lugar al que tu ira no se atrevería a llegar?
Tú triunfas mientras nuestro compañero muere
y te alegras con el triste botín que has conseguido.
Él, casi igual a mí en edad pero mayor en fortaleza,
a todos les había parecido que podía vivir por largo tiempo.
Él, sin embargo, se ha ido antes que yo y, reclamado por los hados,
murió antes de tiempo, siendo casi un niño.
¡Así pues, ni las ágiles fuerzas ni la firme juventud
están libres de la dura condición de la muerte!
¿Ahora qué podré esperar de ti hacia mí,
o confiando en qué fuerza puedo pensar en superarte?
Si la cruel tempestad destroza a una enorme nave levantándola
y la precipita a los oscuros vados,
como las popas que sueltan amarras desde la costa hispana
o que se ven en las aguas lusitanas,
¿qué podrá pretender una barquilla sacudida,
vuelta juguete por los vientos y las aguas?
Si rodeándolos devora cedros y altos cipreses,
¿querrá la dañina llama respetar a las ramas pequeñas?
No, sino que llevado igualmente por los mismos hados,
pronto seguiré yo mismo a mi compañero.
No tarda ya para mí la hora que nos reunirá:
la peste anhela consumar su obra.
Si me quedaba alguna esperanza, huye completamente desvanecida;
ahora aguardo los hados supremos con miedo cierto.
¿Cómo puedo esperar para mí lo que aquel,
aunque lo esperaba con mayor razón,
no obtuvo, sin poder triunfar sobre la suerte,
que a mí en ningún momento me ha sido favorable?

Elegia VIII

Alma Dei genitrix, cui Filius omnia praestat,
cui mare, cui caelum, cui famulatur humus,
cui curae est, et erit proles humana, fuitque,
teque illi ejusdem sanguinis esse probas,
dum quacumque patet tellus, te millia clamant
propensam generi signa favere tuo.
Sive homo se cinctum truculento cernat ab hoste,
ipsa vocata fero praepes ab hoste rapis,
sive mari immersus te iam periturus adorat,
protinus immersum subripis ipsa mari,
sive sub immiti mortis tibi supplicet ictu,
mors abiit jussu praecipitata tuo.
En ego, quem felix eadem stirps jungit, et idem
cognato nectit sanguis honore tibi.
Hic jaceo horrendo miser oppugnatus ab hoste,
cujus vincendi spes mihi nulla subit.
Hic inter tumidas angorum naufragus undas,
vix animam invita ducere sorte queo.
Hic torvis me mors oculis lustratque petitque,
atque inhiat vitae nocte dieque meae.
Ergo me ex hoste, ex undis, ex morte redemptum,
adde tuis in nos mitibus officiis;
vitantum numero accedam, dulcissima Virgo,
per te perque tuam fulmina mortis opem.
Sic tuus in toto noscatur filius orbe
et natum et matrem diligat omnis humus.
Sic Asia, Europe, Americe Lybieque potentem
virtutem agnoscant suspiciantque Crucis.
Sic tibi devote vivant sine crimine, teque
se dignos praestent qualiter ipsa cupis.
Huc, bona mater, ades, non dedignata precantem
nec tibi quae toto pectore vota facit.

Elegía VIII[171]

Madre nutricia de Dios, a quien su hijo todo concede,
a quien el mar, el cielo y la tierra sirven,
tú que cuidas, cuidarás y cuidaste a la descendencia humana
y pruebas que eres de la misma sangre que ella,
al tiempo que por todos lados se extiende la tierra, mil señales
proclaman que te inclinas a ayudar a tu estirpe.
Si alguien se ve rodeado por el cruel enemigo,
del feroz enemigo rápida lo alejas al ser invocada,
o si, sumergido en el mar, te ruega ahora que va a morir,
enseguida lo sacas tú de ahí,
o si te suplica a punto de recibir el rudo golpe de la muerte,
apresuradamente por tu orden la muerte se va.
Pero yo, a quien une la misma afortunada estirpe
y enlaza a ti la misma sangre en honor fraterno,
yazgo aquí, desdichado, atacado por un temible enemigo,
a quien no tengo ninguna esperanza de vencer.
Aquí, náufrago entre hinchadas olas de tormentos,
apenas soy capaz de respirar, pues la suerte no lo quiere.
Aquí la muerte da vueltas a mi alrededor con amenazadores ojos y me ataca,
y noche y día siente avidez de mi vida.
Así, rescatado del enemigo, de las olas, de la muerte,
agrégame a tus benignos favores hacia nosotros;
ojalá pueda formar parte de los que se salvan, Virgen dulcísima,
gracias a ti y a tu poder, de los rayos de la muerte.
Así sea reconocido tu hijo en todo el orbe
y ame toda la tierra al hijo y la madre.
Así Asia, Europa, América y Libia reconozcan
y admiren el gran poder de la cruz.
Así vivan devotos de ti, sin pecado, y muéstrense
dignos de ti, como tú deseas.
Hazte presente, madre buena, sin despreciar ni a quien te ruega
ni las plegarias que con todo el corazón te dirige.

[171] Molina amplifica aquí considerablemente los versos 59 a 64 de "Tubera" (*De peste variolarum*, Libro II), transformando la invocación a la Virgen en una elegía aparte.

[75r] Auxilium, pia Virgo, refer, pia Diva, cadentem.
Qua potes atque soles sedulitate juva.
Sancta veni, propera, si tardas, impia Parca
perficiet iam iam quod prope finit opus.
Sancta, veni, membrisque meis vitaeque labanti
vitales[172] adhibe commiserata manus.
Aut hanc perniciem quae te, dominamque potentem
reginamque suam, suspicit, ire jube.
Iam parere tibi cum morbis illa quibusvis
scit bene, servitiis saepe operata tuis.
Ut tot gratanti effigies testantur in orbe
pendulaque e templis multa tabella tuis.
Nil illa expectat nisi te surdamque meisque
aversam votis ut mea fata citet.
Et velut immani nuper feritate sodalem
ausa est ante oculos surripuisse meos,
sic his exuviis truculentior instat et ambit,
ut festinata me quoque morte ferat.
Tu tamen hunc fastum et temeraria vota coerce,
o nunquam vana, Virgo, vocata prece!
Mors cave se jactet quendam te rite vocantem
desertum praedis annumerasse suis.

[172] ms. tachado, al parecer, *vivificans*, sobrescrito *vitales*.

Piadosa Virgen, piadosa divinidad, concede el auxilio al que está cayendo.
Ayuda con la diligencia con que puedes y sueles hacerlo.
Ven, oh Santa, apresúrate; si tardas, la malvada parca
completará en seguida la obra que casi ha terminado.
Ven, oh Santa, y, misericorde, aplica tus manos vivificantes
a mis miembros y a mi vida que se tambalea.
O bien ordena que esta calamidad, que a ti
–poderosa señora y reina suya– respeta, se vaya.
Ya sabe obedecerte bien ella –junto con cualesquiera males–,
ocupada frecuentemente en tus servicios.
Como lo atestiguan tantas imágenes en el orbe agradecido
y muchas tablillas que penden en tus templos.
Para proclamar mi destino, ella no espera nada
sino que te vuelvas sorda y des la espalda a mis súplicas.
Y tal como hace poco con salvaje ferocidad
osó arrebatarme a mi camarada frente a mis ojos,
así persigue más amenazadora este botín y lo acorrala,
para también llevarme a mí con presurosa muerte.
¡Pon freno sin embargo a esta arrogancia y sus atrevidos deseos,
oh Virgen, nunca invocada en vano!
Vela por que la muerte no se jacte de sumar
a sus presas a alguien que te invocó debidamente y fue abandonado.

Elegia IX

Sic afflictus ego noctuque diuque querebar
et fletu assiduo paene hebetatus eram.
Occursant animo socii morientis imago
et tristes gemitus, et celer interitus,
pestis et insidiae, iamque emissura sagittas
in caput hoc miserum mors scelerata suas.
Cum subito alarum plausu circumfluus aer
stridet et ad vultus fluctuat aura meos.
Obstupeo videoque citis descendere pennis
seque meo Somnum restituisse toro.
Multa loquuturum lamentaque multa parantem,
occluso digitis ore tacere jubet.
[75v] Inde papavereo totum velociter imbre
spargit et ambrosio me bene rore lavat
inque superciliis residens languentia circum
lumina nectarea claudit utraque manu.
Incumbensque super succussis ventilat alis
et facit arguto flamina blanda sono.
At mihi mellitum fluitat per corpora frigus,
quaque obit extincto profugit igne calor.
Victaque mollicula solvuntur membra quiete,
et querulus suavi murmure nasus hiat.
Tunc sopor afflatos se se summergit in artus
prorsus et insinuans ossa per ima fluit.
Et secum inducit cunctarum oblivia rerum
grataque pro maestis somnia adesse jubet.
Transeo sic totam blanda inter gaudia noctem
et defraudo bona sic quoque parte diem.
Exatiata quies donec recludit ocellos,
suscitat et molli membra soluta fuga.
Tunc admiratus pallentia tubera cerno,
vel sicca omnino vel fore sicca brevi.

Elegía IX[173]

Así, abatido, me lamentaba yo día y noche
y me encontraba casi paralizado por los constantes llantos.
Se presentan ante mí la imagen del amigo muriendo
y sus amargos gemidos, y su rápida partida,
y la acechanza de la peste, y la muerte infame que está por lanzar sus flechas
contra esta desdichada existencia mía.
Con un súbito golpe de alas silba el aire
que pasa a mi alrededor y un aura ondea hacia mi rostro.
Quedo atónito y veo que con rápidas alas desciende
el Sueño y que se ha instalado otra vez en mi lecho.
Queriendo yo decir muchas cosas y disponiéndome a muchas quejas,
me ordena callar cerrando mi boca con sus dedos.
Luego velozmente con una lluvia me cubre entero de adormideras
y me baña bien con perfumado rocío,
y deteniéndose en las cejas
cierra completamente mis ojos enfermos con sus dos dulces manos.
E inclinándose encima produce una brisa agitando las alas
y con armonioso sonido lanza suaves soplos.
Un dulce frescor circula a través de mi cuerpo:
donde se presenta este, extinguido el fuego, se escapa el calor.
Y los miembros sometidos son liberados por una blanda quietud
y con un suave murmullo se abre mi quejumbrosa nariz.
Entonces el sopor se sumerge completamente en mis miembros refrescados
e, introduciéndose, fluye por lo más profundo de los huesos.
Trae también consigo el olvido de todas las cosas
y ordena que se presenten sueños gratos en lugar de los tristes.
Así paso toda la noche en medio de suaves alegrías
y así también privo al día de una buena parte.
Hasta que la calma, saciada, abre mis ojos,
y con su blanda huida despierta mis miembros relajados.
Entonces veo sorprendido los pálidos tumores,
ya enteramente secos, ya como si en breve fueran a secarse.

[173] El tema del sueño, que en *De peste variolarum* aparece solo en el último verso de "Tubera", se transforma aquí en una elegía completa, haciendo eco del poema cuarto del libro V de las *Silvae* de Estacio.

Quocunque aspicio laetissima signa salutis
occurrunt certis indubitata notis.
Iam minus atque minus cruciat rabiosa palatum
viscerave infando concoquit igne sitis.
Vel febris penitus fugit, fugitura vel istinc
relliquias aegre substinet ipsa suas.
Nusquam membra rigent nec semisopita stupescunt,
sed solitas peragunt mollia facta vices.
Cor dilatatum suavissima gaudia sentit,
et prae laetitia pectora laxa quatit.
Innumerasque Deo grates divaeque Parenti
et cunctis certat reddere caelitibus,
et supplex orat foelicia signa secundent
et jubeant atram prorsus abire luem.
Inde diu sibi gratatur, somnoque reverso,
neve velit profugus rursus abire rogat;
hic bene tractatum semper fore, semper et ipsum
nostra reperturum lumina prompta sibi;
[76r] non paucas debere mihi noctesque diesque,
in quibus officio defuit ille suo.
Nunc compenset eas studio maiore, mihique
hinc magis assidua sedulus adsit ope.

Donde sea que observo aparecen felicísimos síntomas de salud,
indudables por sus seguras señales.
Cada vez menos atormenta la rabiosa sed el paladar
o cuece con abominable fuego las vísceras.
O ha huido totalmente la fiebre o, a punto de huir de allí,
a duras penas mantiene ella sus restos por sí misma.
En ninguna parte están rígidos los miembros ni se entorpecen semidormidos,
sino que, vueltos blandos, desempeñan sus funciones acostumbradas.
El corazón dilatado experimenta dulcísimas alegrías
y golpea de felicidad el relajado pecho.
Se esfuerza por dar infinitas gracias a Dios y a su divina Madre
y a todos los seres celestiales,
y les ruega, suplicante, que secunden estas felices señales
y que ordenen que la negra peste se vaya del todo.
Luego durante el día se alegra y, al regresar el sueño,
le ruega que no quiera partir prófugo nuevamente;
que aquí siempre va a ser bien tratado y que siempre
va a encontrar nuestros ojos prestos a recibirlo;
que no pocas noches y días me debe,
en las que él faltó a su obligación.
Compénselas ahora con mayor empeño, y que en adelante
me asista diligente con asidua ayuda.

Elegia X

Alter restabat tantis angoribus angor,
  et deerat poenis ultima poena meis.[174]
Nempe operae pretium me tristia cuncta subire
  quaeque queunt ferri me quoque ferre fuit.
Digna fames Stygiisque locis Stygiisque colonis,
  si non afferret signa salutis, adest.[175]
Quemque avidis nuper tenuit sitis impia flammis,
  aestibus expulsis, occupat illa locum.
Iam mens nullius supplex reminiscitur undae,
  anxia nec curat flumina vana sequi.
Omne suum studium nunc ad bona prandia vertit,
  materiam hanc curis explicat illa suis.
Quaeque repugnanti non displicitura palato
  oderat omne cibi desidiosa genus.
Nunc eidem deposcit adulatura petenti
  quidquid humus nutrit quidquid et aequor alit.
Nunc per silvosum convivia lauta Carenum[176] (44.)
  concelebrat spissis laeta sub arboribus.
Nunc buccam cogit multis clamoribus escam
  expetere hiscenti nocte dieque sibi.
Neu pudor impediat toties ac tanta rogantem,
  efficit ut duro cedat ab ore pudor.
Mens mea, nescio quid nimium puerile videtur
  ingenio et cunctis rebus inesse tuis.
Nanque modo exoptas epulas modo rejicis illas;
  quamque modo exposcis postmodo spernis aquam.
Omniaque impenso fieri conamine curas
  atque cupis nimium quae vaga cunque cupis.
[76v] Hoc puer ingenio est: si optat, furialiter optat,
  quodque optat nactus protinus odit idem.
Extruit ingenti lassus plerunque labore,
  et subito extructas destruit ipse casas.

[174] *Alter restabat — meis*: cf. Fames 1-2, *Alter restabat tantis angoribus angor, / et deerat poenis ultima poena meis.*

[175] *Digna fames — adest*: cf. Fames 3-4, *Digna fames Stygiisque locis Stygiisque colonis, / si non afferret signa salutis, adest.*

[176] ms., al pie: *(44). Vide num. 12.* La nota 12 corresponde a los folios extraviados de la primera parte.

Elegía X[177]

A tan grandes sufrimientos quedaba por agregar un sufrimiento más,
y faltaba un último tormento a mis tormentos.
Ciertamente valió la pena que yo soportara todas las adversidades
y que también resistiera las cosas que se pueden resistir.
Un hambre digna de territorios y colonos estigios
–si no trajera signos de salud– se presenta.
Y el lugar que recientemente ocupaba la impía sed con sus ávidas llamas,
expulsados los fuegos, lo ocupa ella ahora.
Ahora la mente suplicante no recuerda agua alguna
ni ansiosa se preocupa de seguir ríos falsos.
Ahora vuelve todo su empeño a las buenas comidas,
a este asunto se entrega ella con sus cuidados.
La que, para no desagradar al paladar, se resistía,
odiaba con desidia toda clase de alimento,
ahora, para gratificar al mismo, que pide, reclama
todo lo que produce la tierra y alimenta el mar.
Ahora celebra banquetes suntuosos por el selvoso Carén,[178]
contenta bajo los densos árboles.
Ahora obliga a la boca a reclamar a gritos para sí,
abierta, noche y día el alimento.
Y para que el pudor no detenga al que ruega tantas veces y tanto,
consigue que el pudor se marche de esta dura boca.
Mente mía, parece que un no sé qué demasiado infantil
está en tu carácter y todas tus cosas.
Pues ora añoras festines, ora los rechazas;
el agua que ahora pides luego la desdeñas.
Con vivo empeño te ocupas de que todo suceda
y mucho deseas todas las cosas caprichosas que deseas.
Un niño es de este temperamento: si quiere algo, lo quiere con vehemencia,
y, obtenido lo que quiere, al punto lo odia.
A menudo, cansándose, construye con enorme esfuerzo,
e inesperadamente él mismo destruye las casas construidas.

[177] El contenido de esta elegía tiene su paralelo en la elegía "Fames" de *De peste variolarum* (Libro II).

[178] Nota al pie: "Véase número 12".

Haec levitas utinam non excusabilis esset,
nec ratio quae nos duceret ulla foret!
Sed me saeva fames tanta anxietate molestat,
ut sitis hac levius iam videatur onus.
Quod pontus, quod humus, quod penniger educat aer,
nil nisi mi misero caenula parva foret.
Parva, Sagunte, fuit quam Poeno est passa premente,
parva tua est Gotico, Roma, sub hoste fames.
Rebus ab immundis potuistis ducere vitam,
at ne immunda quidem nunc licet esse mihi.[179]
Torvus adest custos crudelior omnibus ursis,
dirior Harpyis, qui mihi cuncta rapit.
Sive petas multum, tetrico negat impius ore,
sive parum poscas, non minus ille negat.
Frustra per divos, per qui genuere parentes
poscere tentares, consequerere nihil.
Mille imprudentes servant obsonia claves,
mille seris panem lignea capsa tenet.[180]
Insipidi modo juris alit me parva scutella,
altera, dum Sol est, altera nocte datur.
Additur inde femur pulli sine pelle, ciboque
non raro, quoniam nomine pellis abit.[181]
Crustulaque exilis panis quae dentibus haeret,[182]
unde nihil venter participare potest.
Haec mea sunt et erunt hoc toto fercula mense,
haec caena est, haec sunt prandia lauta mea.
Saepe volo clam furari, sed clausa volentem
impedit arca aegra non reseranda manu.[183]
At fortuna meis votis semel annuit aequa,
oblitum clavis nam scelus illud abit.
Furtivo consurgo gradu formidine nulla,
audaces animos fecerat ipsa fames,
[77r] et clavem capioque manu pandoque trementi,
quotque queo panes furor, et obdo seram.[184]

[179] *Parva, Sagunte — mihi*: cf. Fames 19-22, *Parva, Sagunte, fuit quam passa es turpiter olim, / parva tua est Gotico, Roma, sub hoste fames. / Rebus ab immundis potuistis ducere vitam, / munda immunda simul non licet esse mihi.*

[180] *Torvus adest custos — tenet*: cf. Fames 23-30, *Saevus adest custos crudelior omnibus ursis, / dirior Harpiis, qui mihi cuncta rapit. / Sive parum poscas torvo sermone negabit, / sive petas multum non minus ille negat. / Frustra per divos, per qui genuere parentes / poscere coneris, consequerere nihil. / Mille habet inclusam ferratis clavibus escam, / mille seris panem lignea capsa tenet.*

[181] *Additur — abit*: cf. Fames 33-34, *Additur hinc pulli crus nudum pelle, ciboque / non raro, quoniam nomine pellis abit.*

[182] *Crustulaque — haeret*: cf. Fames 35, *Crusta datur panis paulo post dentibus esca.*

[183] *Saepe — manu*: cf. Fames 37-38, *Saepe volo clam furari, sed clave tenetur / arca nimis stricta non reseranda manu.*

[184] *Furtivo — seram*: cf. Fames 41-44, *Furtivo consurgo gradu formidine nulla, / audaces animos fecerat ipsa fames, / et clavem capioque manu pandoque trementi, / quosque queo panes furor, et obdo seram.*

¡Ojalá no fuera excusable esta ligereza,
y no hubiera alguna razón que nos condujera!
Pero la feroz hambre me abruma con una ansiedad tan grande,
que la sed ya me parece una carga más ligera que ella.
Todo lo que el mar, la tierra y el aire ligero producen,
para mí, desdichado, nada sino una pequeña cena sería.
Pequeña fue, Sagunto, la que tú padeciste bajo el asedio de Cartago;[185]
pequeña es, Roma, tu hambruna bajo el enemigo gótico.[186]
Pudisteis vivir alimentándoos de cosas impuras;
pero a mí ahora ni siquiera me está permitido comer lo impuro.
Hay aquí un feroz custodio más cruel que todos los osos,
más temible que las arpías,[187] que me arrebata todo.
Si pides mucho, lo niega, perverso, con severo rostro,
si pides poco, no menos lo niega él.
En vano intentarías rogar por los dioses, por los padres
que lo engendraron; nada conseguirías.
Mil llaves ignorantes cuidan los alimentos,
un cofre de madera con mil cerrojos resguarda el pan.
Solo me alimenta un platillo de caldo insípido,
uno me lo dan mientras hay sol, el otro durante la noche.
Luego le agregan una pata de pollo sin piel,
y muchas veces sin carne, ya que se va con el pretexto de que es piel.
Y una exigua corteza de pan que se queda en los dientes,
de la que en nada puede participar el estómago.
Durante todo este mes estos son y serán mis platos,
esta es la cena, estas son mis espléndidas comidas.
A menudo deseo robar a escondidas, pero un arca cerrada
que no puede abrirse con la mano enferma detiene a este ansioso.
Mas por una vez la justa fortuna acoge mis ruegos,
pues aquel criminal se retira olvidándose de la llave.
Con paso furtivo me levanto, sin miedo alguno;
el hambre misma ya me había despertado audaces propósitos,
y con mano temblorosa tomo la llave y abro,
y robo cuantos panes puedo, y cierro la aldaba.

[185] *pequeña fue, Sagunto, la que... padeciste*: véase nota 150 a la primera redacción.

[186] *pequeña es, Roma, tu hambruna bajo el enemigo gótico*: véase nota 151 a la primera redacción.

[187] *arpías*: véase nota 152 a la primera redacción.

Hinc redeo lectum, furtum tegit indita lodix,[188]
   atque famem hac parva fallere nitor ope.
Pro tanto superis multas ago munere grates,
   ne sint difficiles et peto, si sit opus.[189]

[188] *Hinc — lodix*: cf. Fames 45, *Hinc redeo lectum, furtum tegit indita lodix*.

[189] *Pro — opus*: cf. Fames 47-48, *Pro tanto superis grates persolvo favore, / ne sint difficiles et peto, si sit opus*.

De allí vuelvo a la cama; la manta extendida encubre el robo,
y me esfuerzo por engañar al hambre con esta pequeña fortuna.
Por tan gran regalo doy muchas gracias a las divinidades celestiales
y les pido que no sean duras, si es preciso.

Elegia XI

Puniceas tandem moderata Aurora quadrigas[190]
foelicem roseo protulit ore diem
qua nimis inviso jubeor descendere lecto,
et plantas grata figere rursus humo.
Accipio vestes tineis fortasse comesas[191]
aut nigro ex tetra peste vapore putres.
Quae bis septenis revoluta solibus aethra
cessarant dominum consociare suum.
Consurgo timidis prae desuetudine plantis,
et paulum stabili conor adire[192] pede.
Sed passim lapsus subcenturiante bacillo
nixus, inoffenso tramite firmo gradum.
Et recta incedens bipatenti accedo fenestrae,
et collustro oculis exteriora meis.
Ut te pulchra domus inopinans area cerno,
quam ditat gemmis Chloris amoena suis!
Et vos caerulei circunvaga culmina caeli
post tantos hilari corde reviso dies!
Te quoque suspicio laetissimus, auree Phoebe,
qui mortis frangis lumine tela tuo.
Alma dies in qua eveniunt tot gaudia nobis,
praecipua est cunctas inter habenda dies.[193]
Tu natalicio celebrabere semper honore
et quoties venies sacra eris usque mihi.
Nam te foestiva splendenti luce renascor,
et sospes mereor linquere triste cahos.
[77v] Magna mihi Maii vigessima prima quotannis
lux erit, aeria dum regione fruar.
Haec face purpureo semper splendore coruscet
alme pater, nitido qui facis ore dies.
Nec super inductis illam foedare tenebris
occursans nubes audeat ulla suis.

[190] *Puniceas... Aurora quadrigas*: cf. Verg. A. 6. 535, *hac vice sermonum roseis Aurora quadrigis*; A. 12. 77, *puniceis invecta rotis Aurora rubebit*.

[191] *Accipio — comesas*: cf. Sanitas 3, *Accepi vestes tineis fortasse comessas*.

[192] ms. *pergere tento*, con un reclamo en forma de cruz sobre *pergere*; al margen, bajo el reclamo, *conor adire*.

[193] *Alma dies — habenda dies*: cf. Sanitas 13-14, *Alma dies in qua mereor tot gaudia felix / formosa est omnes inter habenda dies*.

Elegía XI[194]

Finalmente la Aurora, conduciendo su purpúrea cuadriga,
con rosado rostro ha traído el feliz día
en que se me ordena descender del muy detestable lecho
y hundir nuevamente los pies en la grata tierra.
Recibo mis ropas, devoradas quizás por las polillas
o podridas con el negro vaho de la repugnante peste.
Estas, vuelto el cielo dos veces siete soles,
habían cesado de juntarse con su amo.
Debido a la falta de costumbre me levanto con tímidas plantas
e intento avanzar un poco con pie firme.
Pero después de caerme a todos lados, afirmándome en un bastoncito
que me sirve de apoyo aseguro el paso por un camino sin obstáculos.
Y avanzando en línea recta me acerco a la ventana abierta de par en par
y contemplo el exterior con mis propios ojos.
¡Qué inesperadamente te veo, hermoso jardín de la casa,
al que la agradable Cloris[195] enriquece con sus gemas!
¡Y a vosotras, envolventes bóvedas del cielo azul,
con regocijado corazón os vuelvo a ver después de tantos días!
También a ti, áureo Febo, contentísimo te contemplo,
a ti, que quiebras las flechas de la muerte con tu luz.
Día nutricio en que nos alcanzan tantas alegrías,
día que entre todos debe ser considerado el más singular.
Tú serás celebrado siempre con honor natalicio
y serás sagrado para mí cuantas veces te presentes.
Pues al resplandecer tú con tu luz festiva yo renazco,
y, a salvo, merezco dejar atrás el triste caos.
Mientras pueda disfrutar de la región del aire,
cada año el veintiuno de mayo será para mí una gran luz.
Haz que siempre brille ella con purpúreo esplendor,
padre nutricio, que con radiante rostro produces los días.
Y que ninguna nube ose obstruirla
y afearla poniendo encima sus tinieblas.

[194] El contenido de esta elegía tiene su paralelo en la elegía "Sanitas" de *De peste variolarum* (Libro II).

[195] *Cloris*: Flora en la mitología romana, diosa de las flores (cf. Ov. *Fast*. 5. 195).

Nec tua cimmeria ferrugine lumina condat
  praeteriens fuscis Cynthia subtus equis.
Nec doleat quisquam, nec quis quod plangat in ista
  tam fortunata possit habere die.
Parnassi colles et collibus edita limpha,
  Bellerophontaei nobile nomen equi,
vos quoque Pieriae gratissima numina nymphae,
  tuque Heliconaei ductor Apollo chori:
concessam vestro vitam celebrate poetae,
  Taenareis liber faucibus ille redit.
Ille redit liber vobis debere professus,
  quod dulci angores diminuisset ope.
Nec chelys ulla vacet nec barbitos ulla quiescat,
  omnia plectra meis sint operata sacris.
Quin etiam victa quod victor peste redivi,
  praecingat crines laurea vestra meos;
ni quod servarim me vestro ex agmine civem,
  sit magis apta meis civica temporibus.
Vos etiam, aequales, salvo gaudete sodali,
  fortunamque hilares concelebrate meam.
Iam valeo, fugit paestis tabesque recessit,
  corpore et in toto regnat amata salus.[196]
Parta mihi est fuso victoria nobilis hoste,
  qui me mille modis perdere nisus erat.
Mille per insidias et mille per improbus artes
  appetiit nostrum nocte dieque caput.
Nunc igne aggressus, nunc anxietate sitique,
  nunc voluit vita me spoliare fame.
Non ille inducias, non pacis nomina norat,
  non illi pietas, non bona nota fides.
[78r] Non raro volui devictum me esse fateri
  et certae jugulum dedere triste neci.

[196] *Vos etiam — salus*: cf. Sanitas 19-22, *Vos etiam laetis animis gaudete sodales, / quod victor mortis vester amicus adest. / Iam valeo, fugit pestis tabesque recesit, / corpore et in toto regnat amata salus.*

Ni oculte Cintia[197] con fierro cimerio[198] tus rayos,
pasando por debajo con sus oscuros caballos.
Y que nadie sufra, y que nadie pueda tener algo
de que lamentarse en este día tan venturoso.
Colinas del Parnaso y aguas salidas de las colinas,
noble nombre del caballo de Belerofonte,[199]
también vosotras, ninfas pierias, gratísimas divinidades,
e igualmente tú, Apolo, guía del coro del Helicón:[200]
celebrad la vida concedida a vuestro poeta,
él regresa libre de las fauces del Ténaro.
Él regresa libre declarando que a vosotros debe
el que haya reducido sus sufrimientos gracias a vuestra dulce asistencia.
Que ninguna cítara quede sin usarse ni descanse lira alguna,
sean tañidas todas las cuerdas por mis deidades.
Es más, ya que, derrotada la peste, he vuelto vencedor,
rodee vuestra láurea mis cabellos,
a no ser que, como si me hubiese salvado a mí mismo como compañero de vuestra hueste,
corresponda más la corona cívica[201] a mis sienes.
Alegraos también vosotros, camaradas, por el amigo que se ha librado,
y celebrad conmigo, alegres, mi fortuna.
Ya me encuentro bien, ha huido la peste y ha retrocedido la enfermedad,
y en todo mi cuerpo reina la amada salud.
Conseguí la noble victoria, derrotado el enemigo
que estaba empeñado en perderme de mil maneras.
A través de mil emboscadas y a través de mil artimañas
el malvado atacó nuestra cabeza noche y día.
Ora me embistió con fuego, ora con angustia y con sed,
ora con hambre quiso despojarme de la vida.
No los armisticios, no los nombres de la paz conocía él,
no tenía piedad, no conocía la buena fe.
En más de una ocasión quise declarar que había sido vencido
y entregar mi afligido cuello a la muerte segura.

[197] *Cintia*: Diana, diosa asociada originalmente a la luz de la luna, mencionada aquí como oposición a la luz del día.

[198] *fierro cimerio*: no es del todo clara la referencia de Molina; así como los escitas, este pueblo del mar Negro se asocia a tierras frías y oscuras.

[199] *noble nombre del caballo de Belerofonte*: Pegaso, con cuyas coces surgió la fuente Hipocrene en el Helicón, monte de las Musas (cf. Ov. *Met*. 5. 262).

[200] *ninfas pierias... coro del Helicón*: las nueve Piérides (las "ninfas pierias"), hijas del rey de Ematia, se enfrentan a las Musas (el "coro del Helicón") en una competencia de canto en el monte Helicón; no aceptando su derrota intentan atacar a sus contrincantes, motivo por el cual son convertidas en urracas (cf. Ov. *Met*. 5. 302; 5. 662-678).

[201] *corona cívica*: corona de hojas de roble que se otorgaba a quien había salvado la vida a un compañero de armas.

Saepe sub extremum veni discrimen, et inde
diffisus penitus posse redire fui;
multa quoque oppositis accepi vulnera membris,
in toto quorum corpore signa fero.
Mille cicatrices monstrant faciesque manusque,
mille sub injecta veste latere decet.
Picta habeo maculis internigrantibus[202] ora,
his me signavit pestis iniqua notis
ut me nimirum subterlabentibus annis
mancipium ipsius nemo fuisse neget.
Nil tamen id nostra refert, si liber ab ipsa,
dum vitare queam spicula mortis, ero.
Quod si funestis ereptus naufragus undis
laetanti amissam pectore tangit humum
osculaque alternis praebet singultibus illi
et totum diris devovet Oceanum,
me sinite, aequales, et terrae figere matri
et primum vestris basia multa genis.
Me quoque terribili medium complexa procella
paene neci certae tradidit atra lues.
Nostraque crudelis circundata turbine morbi
desperata diu naufraga vita fuit.
Quare iam salvo gratentur pectora vestra,
et mihi “io” laeta voce “triumphe” canant.

Finis. Ann. 1760. prid. Kal. Jun.

[202] *maculis internigrantibus*: cf. Stat. *Theb.* 6. 336, *adsimulant maculis internigrantibus albae*.

Con frecuencia llegué a la prueba final, y
perdí totalmente la esperanza de poder regresar de ahí;
también, al oponer mis miembros, recibí muchas heridas,
cuyas señales llevo en todo el cuerpo.
El rostro y las manos dejan ver mil cicatrices,
corresponde que otras mil queden escondidas bajo la ropa que llevo encima.
Tengo la cara pintada con manchas negras:
la injusta peste me marcó con estos estigmas
para que ciertamente nadie con el paso de los años
niegue que yo fui propiedad suya.
Mas eso nada me importa si me mantengo libre de ella
mientras sea capaz de evitar los dardos de la muerte.
Pero si el náufrago arrebatado rescatado de las siniestras olas
toca la tierra perdida con pecho gozoso
y le da besos entrecortados por el llanto
y con imprecaciones maldice a todo el océano,
permitidme, compañeros, dar también a la madre tierra
–y antes a vuestras mejillas– muchos besos.
También a mí me abrazó por la mitad en terrible vendaval y
casi me arrastró la negra peste a una muerte segura.
Y, rodeada por el torbellino de la cruel enfermedad,
por largo tiempo nuestra vida fue náufraga sin esperanza.
Por esto celebren ahora vuestros pechos a quien está a salvo,
y con alegre voz canten "¡io, triunfo!" para mí.

Fin. 31 de mayo, año 1760.

Índice de concordancias

PROPERCIO

SEDULIO

SILIO ITÁLICO

TIBULO

VARRÓN

VIRGILIO

NIHIL MIHI